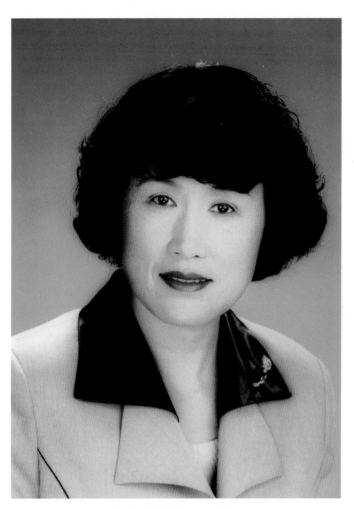

陕西省名中医王静怡

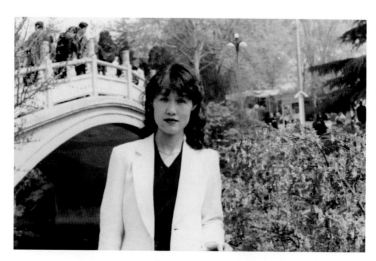

在兴庆公园

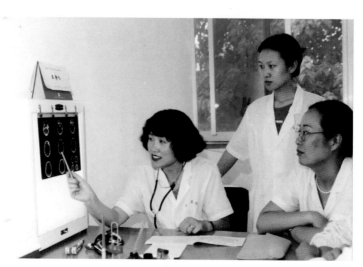

与学生讨论病案

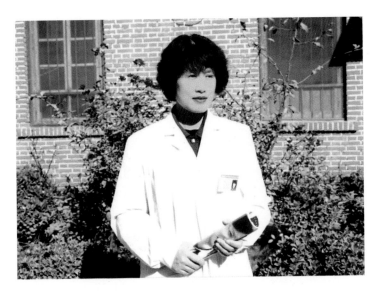

于医院病房楼前

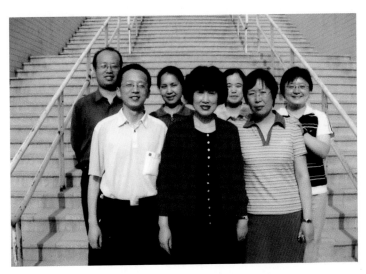

市中医医院脑病科团队合影

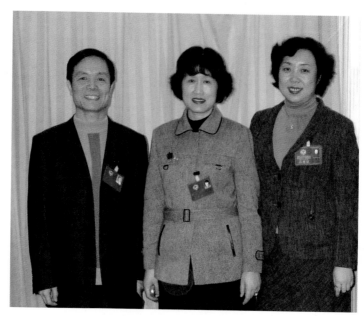

出席西安市政协会议

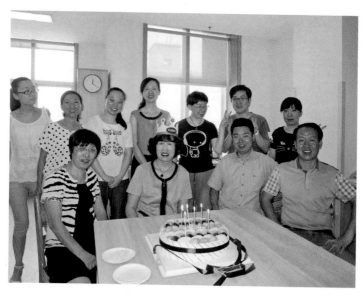

名中医工作室团队合影

四五"时期国家重点出版物出版专项规划项目

陕西省名中医学术经验集

王静怡名中医学术经验集

◎ 王静怡 主编

陕西新华出版传媒集团
陕西科学技术出版社
Shaanxi Science and Technology Press
—— 西安 ——

图书在版编目（CIP）数据

王静怡名中医学术经验集／王静怡主编. — 西安：
陕西科学技术出版社，2022.12
（陕西省名中医学术经验集）
ISBN 978 - 7 - 5369 - 8239 - 0

Ⅰ. ①王… Ⅱ. ①王… Ⅲ. ①中医临床 - 经验 - 中国
- 现代 Ⅳ. ①R249.7

中国版本图书馆 CIP 数据核字（2021）第 182694 号

陕西省名中医学术经验集 · 王静怡名中医学术经验集

SHAANXISHENG MINGZHONGYI XUESHU JINGYANJI WANGJINGYI MINGZHONGYI XUESHU JINGYANJI

王静怡 主编

责任编辑 马 莹 耿 奕
封面设计 朵云文化

出 版 者 陕西新华出版传媒集团 陕西科学技术出版社
西安市曲江新区登高路 1388 号 陕西新华出版传媒产业大厦 B 座
电话（029）81205187 传真（029）81205155 邮编 710061
http://www.snstp.com

发 行 者 陕西新华出版传媒集团 陕西科学技术出版社
电话（029）81205180 81206809

印 刷 中煤地西安地图制印有限公司

规 格 787mm×1092mm 16 开本

印 张 10.75 插页 44

字 数 155 千字

版 次 2022 年 12 月第 1 版
2022 年 12 月第 1 次印刷

书 号 ISBN 978 - 7 - 5369 - 8239 - 0

定 价 58.00 元

序一

　　《陕西省名中医学术经验集》丛书几经绸缪，即将面世。这是陕西中医界的一桩盛事，也是全省中医药界的骄傲。

　　陕西是中医药的重要发祥地，素有"秦地无闲草""自古多名医"之美誉。传说中的神农氏和他的族人早先就生活在姜水（今陕西岐水）流域，关中的高天厚土养育了他们，孕育了医学，也推动了《神农本草经》的问世。春秋时期秦国著名医家医缓、医和先后入晋为晋国国君治病，反映了当时秦地医学较其他地区的明显优势。汉代的楼护、韩康，隋唐的孙思邈、王焘，宋代的石泰，明代的王履、武之望以及清代的小儿痘疹专家刘企向等，是陕西中医药的集大成者，为祖国中医药学的进步和发展做出了重要贡献。

　　中华人民共和国成立后，在毛主席"中国医药学是一个伟大的宝库，应当努力发掘，加以提高"精神的指引下，中医药学进入了日新月异的发展时代，不仅为人民群众提供了方便的中医药诊治途径，也更大幅提升了其理论和技术水平。近年来，习近平总书记对中医药发展做出一系列重要指示，强调"中医药是中华民族的瑰宝，一定要保护好、发掘好、发展好、传承好"，要"遵循中医药发展规律，传承精华，守正创新"。

　　我省中医药事业在省委省政府的坚强领导下迅速发展，服务体系不断健全、服务能力不断提高，为人民群众"看中医""用中药"提供了更多的途径。

　　相对于现代医学，中医是很讲究"名医"的，名医绝大多数是德艺双馨的，也是经验丰富的。在临床实践中，"经验"极其关键。在中医领域，几乎所有的经验都是临床积累，或是世代传承而来的。中医药学是必然要向前发展的，新的技术方法也是会不断融合进来的,但中医大约永远都不会离开"经验"。传承精华、守正创新,这是新时代中医药发展的核心与关键。

此前,陕西省中医药管理局曾先后出版过 6 辑《陕西省名老中医经验荟萃》,不仅医生需要,患者也很是欢迎,这些书籍为中医药传承发展起到了重大作用。为进一步挖掘、整理、继承名中医的学术经验,提高全省中医药学术水平,他们开展新一轮《陕西省名中医学术经验集》丛书的编纂工作,这其中既有郭诚杰、杨震等国医大师,又有姚树锦、仝俐功等一批陕西省名老中医,涉及中医内科、外科、针灸等多个专业,覆盖面广,专业水平高。希望通过《陕西省名中医学术经验集》丛书将名老中医的经验传承下去,并为年轻的中医人提高医术提供更多的机缘。更重要的是,通过这种代代相传的模式来不断延续中医的"经验",必将为中医药学术理论的研究打开新的思路,使中医药学在发展中不断地提升,并造福于万万千千的群众。

《陕西省名中医学术经验集》丛书编委会

2022 年 6 月

序二

认识王静怡同志时间并不长,但是印象很深刻。她那爽朗的性格、坦荡的胸怀、执著的追求、奋勇的拼搏、对人的真诚,给人难以忘怀的记忆。而这一切与她的成长经历息息相关。

王静怡同志出生在一个知识分子家庭,天资聪颖的她从小就是同伴中的佼佼者,且直到中学时代她都是在赞扬和鲜花的环绕中长大的,这塑造了她要为人先的勇气。"十年浩劫"中,因父亲的原因她也受到了牵连,不得不中断学业下乡务农,但这种境况并没有使她灰心沉沦,反而激励她要做最优秀的农民。经过不懈的努力,她成功了,得到了农民的认同和肯定。后来,她又进了工厂,但始终没有停止拼搏的步伐,再次成为一名优秀工人的代表。如果说农村锻炼了她的意志,那么工厂则使她走向了成熟。

王静怡同志是有抱负、有准备而且能够抓住机遇的人。当她在工厂以优异的成绩被大学录取的时候就证明了一切。三年的大学学习不能使她满足,三年的研究生学习也不能使她满足,她再次抓住机遇,获得两次日本研修和作为国派访问学者的机会,这些努力为她奠定了坚实的基础。功夫不负有心人,在学业结束后几十年的执业生涯中,王静怡同志成长为一名优秀的中医学家——陕西省名中医。在患者心目中,她医术高超、医德高尚;搞学术,做研究,发表论文数十篇,有思想,有理论,有建树;搞教育,治学严谨,学风朴实,为人谦和、桃李满天下;搞科研,课题多多,成果多项。应当说王静怡同志是我们陕西中医界的后起之秀,领军人才。

王静怡同志的才华并不局限于专业领域。2000年,组织选拔她担任西安市中医医院院长,在8年的管理岗位上,她带领全院职工励精图治,使医院在学科建设、人才培养、规模化发展、医院建设以及职工福利等多方面都取得了显著的发展和进步,得到了职工的赞扬和组织的肯定。短短几年的时间,西安市中医医院在全省各项评比中均名列前茅,这些成绩无不凝聚着王静怡同志的智慧和心血。2008年,组织选拔她到陕西省中医医院工作,在新的岗位上,她不骄不躁,团结同志,顾全大局,敢说敢干,在医院业务发展和管理工作中都发挥了中坚作用,再次赢得了职工的拥护和爱戴。和王静怡同志共事,你可以真切地感受到她的真诚、善良和友爱。

现在王静怡同志作为一名医学专家、陕西省名中医,她仍然出门诊、带学生、写著作、搞科研,继续勤奋耕耘在她热爱的医学领域。

陕西省卫生和计划生育委员会原副主任

陕西省中医药研究院、陕西省中医医院原院长　黄立勋

2022 年 8 月

目 录

第一章　成才之路

一、进入专业前的青少年时代

王静怡主任医师 1951 年出生于一个知识分子家庭,祖籍浙江省建德市,出生于杭州。父亲毕业于著名的西南联合大学,长期在解放军军事院校担任教授。母亲曾任中学教师,后随军担任职员。王静怡是在部队大院长大的,从小受到良好的教育,树立了报效祖国的远大理想。她在校学习成绩优异,德、智、体全面发展。

她先后在哈尔滨建军小学、西安市灞桥小学、西安市六一小学学习。小学毕业时,她是全校的总成绩第一名。1964 年,她上了一所离父母部队大院很近的中学——西安市十九中学。1966 年,在王静怡 15 岁时,"文化大革命"开始了。由此她一帆风顺的生活轨迹被改变了。因父亲的原因她受到牵连。在痛苦、彷徨、无所事事地耽误了几年之后,王静怡和西安市十九中学的同学一起,上山下乡,结束了中学时代。

从 1968 年 11 月至 1969 年 12 月,王静怡在陕西省凤县双石铺公社龙家坪大队插队。她在一篇回忆文章中写道:"'文化大革命'给了我影响一生的挫折教育,虽然背负着沉重的精神枷锁,自认为还是非常努力地过着被命运安排的岁月。踏踏实实地劳动,艰苦朴素地生活,虔诚地向老乡们学习,赢得了队里的信任和好评。"退休之后的 2013 年 5 月,她和当年的小伙伴们重返凤县,受到了凤县文化局领导的热情接待,凤县电视台还进行了专题报道。她对那段时光也有着温馨的回忆："我觉得那一年最可贵的是我们这些父子两代情的发小，携手走过了进入社会的第一步。一群有教养的、心地善良的、不谙世事的半大孩子，团结友爱、彼此依靠、共克时艰！它留给我们的记忆既有'苦其心志、劳其筋骨'的历练，也有成长的快乐、友情的温暖！"

1969 年年底，王静怡随部队子女回到陕西省大荔县 219 部队农场，在那里她种过地，养过猪，也和战士们一起接受了部队大熔炉的教育，且入了团。

1970 年年底，她被招进陕西省延河水泥机械厂，成为一名镗床学徒。当时的机械加工，可谓又脏又累，还有技术要求。学徒 3 年，王静怡非常努力，每次技术考试总是名列前茅，被评为"模范共青团员"，她还担任过团总支委员。1973 年，工厂被分配了 1 名陕西中医学院工农兵学员的入学名额，在经过全西安市的笔试，学校的面试后，她被录取。从此她开始了自己的中医医师职业生涯。

二、求学时光

1973 年至 1976 年，王静怡在陕西中医学院 76 届 4 班学习 3 年，逐渐步入中医学的殿堂。在校期间，她一直担任班里的学习委员，并且积极参与中医基础教研室付贞亮主任教学改革的试点班，不仅学习成绩优异，也是各项文体活动的积极分子。毕业后，曾短暂在陕西省建材局医院工作。"文化大革命"结束后，高考制度恢复了，激发了她继续求知的强烈欲望，她跟着广播自学日语，刻苦钻研中医知识，1978 年 10 月，她以第二名的成绩，考取了陕西中医学院的首批研究生，重新跨入了学院的大门。师从付贞亮教授、王朝宏教授，研究方向是内经的研究及其临床应用。在导师的悉心指导下，她广泛涉猎了大量的中医原著，眼界开阔了。当时，正是思想解放的年代，研究生班的 18 名同学具有强烈的继承中医、发展中医的使命感，思想非常活跃，对许多中医理论和实践的问题展开探讨。研究生阶段的学习,对王静怡的职业生涯影响很大,坚定了她献身中医事业的决心。

三、在西安市中医医院的成长经历

1982 年,王静怡研究生毕业被分配到西安市中医医院工作,先后在肝病科、急诊科、干部保健科担任医师、主治医师工作。1986年,她到第四军医大学唐都医院神经内科进修,得到游国雄教授、施有昆教授、唐丽君教授的指导,系统接受了西医神经病学的训练。1987 年回到医院后,她开展了神经内科的门诊,组建了病房的神经学组,开始积累中医治疗神经系统疾病的经验。她悉心培养学生,组建团队,并将其逐步发展为中医脑病科。1990 年 7 ~ 9 月,她在北京中医学院东直门医院神经内科进修,亲身感受了中国中医脑病的领军人物、中国工程院院士王永炎教授的大家风范,学习了中医脑病的研究方向和方法。1993 年 9 ~ 12 月,作为陕西省卫生厅代表团的领队,她赴日本群马县多野综合病院循环器科进修。在日期间,她见习了大量的神经外科手术,部分弥补了她在神经解剖学方面的先天不足。她抓紧学习国外的先进技术,并试图把它应用到中医的研究上来。在这期间,她涉猎了过去从未接触过的核医学,并敏锐地感觉到把它应用到中医中药的研究上,会使研究水平大大地提升。

1994 年 10 月至 1995 年 10 月,王静怡作为国家教育部公派的访问学者,到日本京都大学医学部核医学科学习研究。她将自己多年来应用的治疗椎 – 基底动脉缺血性眩晕和脑梗死的经验方——镇眩饮带到日本,在经过 3 个月的恶补核医学知识和学习动物实验技术后,她提出了用当时最先进的脑血流示踪剂^{123}I – IMP 研究镇眩饮药效作用的方案,得到了导师小西淳二、米仓义晴教授的支持。后来的实验结果出乎意料的好,文献检索证明她是将这种技术应用到中医复方研究的第一人。近 20 年过去了,因为国内没有引进^{123}I – IMP,所以仍然没有人做同样的研究。她的成绩也得到了日本老师的肯定,在归国时,小西教授给予她较高的评价。

回国后,王静怡带领团队继续进行镇眩饮的研究,发表了 10 篇相关临床和实验研究的论文。成果获得 1999 年度中国中医药科技进步三等奖。镇眩饮(镇眩通络胶囊)于 2006 年获得国家专利,2009 年取得国家新药临床批件,2010 年成果成功转让。

随后她带领神经内科团队,陆续开展了清热祛瘀法并早期脑超声治疗脑出血、慢性硬膜外下血肿的研究;辩证、分时段治疗神经衰弱的研究;养心开郁片治疗中－轻度抑郁症的研究等,2 次获得西安市科技进步二等奖、1 次获得陕西省科技进步三等奖。她带领的神经内科也不断地在学术建设、人才培养、两个效益方面发展成长。她的团队先后获得全国妇联、省妇联"巾帼文明岗"单位称号,陕西省团委"新长征突击队"单位称号,省、市团委"青年文明号"单位称号。从市级、省级中医重点专科成为了国家级中医重点专科。

作为一名优秀的学科带头人,她也获得了自身的学术地位。她先后担任了中华中医药学会理事、脑病学会委员、亚健康专委会常委、名医研究会常委,中国中西医结合学会心身医学会副主委,陕西省中西医结合学会副会长,中华中医药学会陕西省内科专委会、脑病专委会、治未病专委会主任委员,陕西省老年保健医学会副会长。

四、医院管理生涯

从 1998 年担任西安市中医医院业务副院长起,王静怡就自觉地进行了社会角色的转变,通过自学、参加各种管理学习班,学习医院管理所需要的知识。2002 年成为中华中医药学会管理学会常委,2005 年取得西安交通大学管理学院 CEO 班的结业证书,并以高度的社会责任感、先进的管理理念、高效的工作作风,全身心地投入到医院的建设中。

（一）带领西安市中医医院持续稳定发展

1. 低谷受命, 改革奋起

2000年7月, 王静怡在医院跌入低谷时受命担任院长、党委副书记, 那时正是全省医院, 特别是中医医院面临发展巨大瓶颈的时期。以西安市来说, 1999年年底, 所有公费医疗全部取消, 医保制度从2000年起才开始建立, 许多单位都处于观望的态度, 医院旧的服务网络已经被打破, 新的尚未建立。在主导把医疗系统推向市场的改革中, 顶层设计不足, 对医院的投入和老百姓的保障都严重不足, 老百姓看病的需求被新的变化阻碍。当时不少县级中医医院都到了难以维持的境地。西安市中医医院也不例外, 王静怡在7月31日就任的当天, 500张床的医院住院病人只有137个, 经营严重亏损, 职工情绪低落。医院账面的资金, 在交付了职工住房用地款和所欠多年养老基金后所剩无几。王静怡感受到了自己肩膀上的担子, 她顶着巨大的压力, 以深化改革为动力, 紧紧依靠广大干部和群众, 以8年坚持不懈的努力, 将医院带上了持续、稳定发展的道路。

王静怡首先动员群众, 讲清形势, 直面问题, 描绘愿景, 把群众低沉的情绪鼓舞起来。她勤于思考, 敢于实践, 勇于改革, 甘于奉献。在院周会、全院大会上的讲话, 贴近医院实际, 举例真实生动, 经常给大家带来新的理念, 她能敏锐地发现存在的问题并提出创新性的解决思路。她的讲话深入浅出, 纲举目张, 具有很强的影响力。她经常在院刊《杏花雨》上发表文章, 与时俱进地探讨医院发展中的问题。

她把办院目标定位为建设一个大型的、综合性的现代化中医医院。她提出医院的学科建设、管理体制、经营理念、人才结构等方面都应当是先进的、与时俱进的, 医院虽姓"中", 但绝不是"国粹", 而应当是一个随时吸纳最新科技成果, 具有中医药学特色的现代医疗机构。综合性有三层含义: 第一, 全方位、多层次地为社会提供医疗服务。全方位就是根据社会的医疗需求,设置医院的学科,内、外、妇、儿包括三级分科齐全。这里还有一层意义,就是要打破传统的理念,中医院既可对疑难病妙手回春,又能对危重症力挽狂澜。多层次既有面向社会各阶层的层次,还有预防、保健、医疗、康复的全程服务的层次。第二,在中医院,中医、西医、中西医结合三支力量协调发展,要打破中医院在人员结构上的闭关锁国政策,人才必须多元化。让其他学科的精英人才投身中医事业,在多学科的碰撞中擦出创新的火花。当然,中医特色的治疗技术,应该是我们的拳头产品,是我们立足于医疗市场的品牌。第三,作为高等院校的附属医院,我们不仅要发展医疗,还要发展教学和科研。以科研促进技术的进步、促进人才的培养;以教学促进知识更新,提高科研水平。

她打破当时存在的吃大锅饭的分配方案,在基于认真履行公立医院院长职责的前提下,最大限度地调动全院职工的积极性,推动医院的改革和发展。医院分配制度的改革,有两大要素,一是体现公平原则,最大限度地解放生产力;二是要处理好国家、集体、患者、职工四方的利益关系,保持医院健康稳定的发展。如何弹好这个"钢琴",是院长非常重要的管理职能。她反复通过各种会议,宣传、动员群众。

她在发表的文章中写道:"我们首先要对国家负责(也是对患者负责)。医院是国家创办的,几十年来国家持续对医院进行了投资,从计划经济下的100%投入逐步过渡到目前不足10%的投入。而这部分投入,主要是针对基本建设的。国家的投入是以继续办好这所医院,用比较实惠的价格为人民群众提供比较优质的中医药服务为前提的,也是医院的社会职能决定的。作为院长,保证国有资产的保值和增值,通过经营活动,使医院的总资产和固定资产逐步增加,提高医院的综合实力,扩展医院的服务职能,是首要的职责,也是对职工、对医院的长远利益负责。其次要对集体负责。对集体负责就是要使医院能维持再生产,必须在不进则退,进慢了也是退的市场竞争中,保持可持续发展的能力。必须经营有结余,把结余的资金投入到基本建设、设备购置,以及人才的培养、医疗、教学、科研水平的提升上。这些所需的资金,国家只能给一小部分,大部分要靠我们自己。所以,必须教育群众,不能吃光分净,竭泽而渔;更不能寅吃卯粮,坐吃山空。对集体负责也是对患者负责,对职工长远利益负责。再次是对职工负责。这主要包括:一是创造一个宽松、有序、团结、奋进的人文环境,使每一个人在这里都能充分地发挥自己的才能,实现人生的价值,从而使医院的医疗技术和服务水平逐步提高,更好地履行中医医院的社会职责。二是使职工的物质生活水平能随着医院的发展而逐步提高,争取使职工的富裕程度能达到或高于地区水平或行业水平。但决不是大锅饭,而是按劳分配,多种生产要素参与分配。劳动、技术是分配的重要因素,资本、管理要素更是分配中不可或缺,甚至是更重要的因素。在前两种因素的分配中,要向代表先进文化和先进生产力的人才倾斜;向能带动医院各项工作发展的骨干、能人倾斜;向新技术、新业务倾斜。发挥其引领、辐射作用,推动两个效益快速增长。"

要协调好国家、集体、患者、职工四方的利益,就要对医院进行经济管理。医院的经济管理,一是要遵循现代经济管理的基本规律,二是要遵循实践第一的观点。2000 年 8 月,医院出台了综合目标管理责任制方案,其中心思想一是进行准成本核算,科主任负责。二是拉开了分配的档次,服务患者越多,质量越高,奖金比例越高,上不封顶。当时全院有约 1/3 的科室亏损,2 个病房楼尚未装修完成,全院设备总值不到 1000 万元。改革方案对两个效益的增长起到了很好的促进作用,医院在 2001 年和 2002 年连续 2 年收入增长超过 20%。3 年过去之后,在上级领导的大力支持和全院同志的共同努力下,病房楼装修改造完成,电力增容、煤改气、电脑联网,制剂楼、层流手术室等基础建设相继完成。新购入 CT 机、C 型臂、大宗制药、手术室装备等价值 1500 余万元的医疗设备,总投入在 3500 万元以上。由于各项改革措施的出台、干部聘任制的建立、多学科专业队伍的做大做强以及全国文明行业先进单位、高等院校附属医院等品牌经营,使医院的规模、效益,有形和无形资产,以及管理水平都上了一个大台阶。

2003年,王静怡又对综合目标管理责任制进行了较重大的修改,体现了与时俱进,以实践为理论创新源泉的精神。最主要的是全员经营管理目标责任制的建立,将过去由经管办进行成本核算、质量控制的工作,分解到各行政职能科室。由各分管院长负责,做好做细所属部门的综合目标管理。在分配方案中,采取适度调低高效益科室的比例;严格管理行政办公经费;限制药品比例和严格管理滥用抗生素的现象;对医保病人的费用进行质量控制;后勤水、电、气运行全成本的核算到位;适当延长核算周期等一系列措施。至2004年年底,门诊量、出院人次、病床使用率、病床周转次数均稳步增长,经济收入增长又保持在20%以上。经济收入结构出现历史性变化,医疗收入增长大大超过药品收入增长。这是建院48年来,医疗收入首次超过药品收入,也在一定程度上遏制了行业的不正之风。医院总资产、净资产、固定资产、专业设备总额同比增长15%~23%。职工的收入水平也得到了与经济收入水平相当的增加。设备总值和年总收入的比值,在同类医院中领先。也由于改革,2003年行政开支同比减少63万元,管理成本下降,管理效益提高,真正实现了双赢。从2001年起,连续4年成为陕西省内中医医院的领头羊。

2. 院庆50年华诞,继往开来

2005年,西安市中医医院迎来了建院50周年的大喜日子。这时,王静怡在西安市中医医院已经工作了23个年头,担任副院长、院长也有7个年头,她对这个倾注了自己大半职业生涯的单位,饱含着深厚的情感。在她的主持下,医院制订了"德诚、业精、继承、创新"的院训,设计了首枚院徽和院旗,给50年历史的西安市中医医院留下了精神财富。

她在刊登于《西安晚报》的院长寄语中写道："我们所钟爱的西安市中医医院,已经走过了50岁的年华,对于一个人来说,她已是人到中年,但比起发源于黄河流域的五千年中华文明,她又仅仅是一瞬。50年,几代人的奋力拼搏,终于天道酬勤,迎来了今天这美好的时刻。

如今我们是西安地区唯一的三甲中医医院,在大差市喧嚣的城市交响曲中,约2.67公顷恬静美丽的庭院、错落有致的白色基调的建筑群里,600名白衣天使在紧张有序中履行着救死扶伤的神圣职责。每天有千余名患者从这里祛病而归,有数百名患者在这里休养康复。睹物牵情,作为这所国有医院的第六任院长,我时常为她感动,为她憔悴,为她自豪!

我们从传统中走来,承载着民族文化的瑰宝——中医学的博大精深;我们向未来奔去,肩负着发扬光大的历史责任。与时俱进,建设一个大型的、综合性的现代化中医医院,是我们心怀的宏伟目标。任重而道远,我深信,只要自强不息,我们的目标就一定能够实现!"

3. 做解决群众"看病难、看病贵"问题的促进派

从2006年起,国家逐渐认识到医疗改革出现了较大的偏差,呈现出一种老百姓、医院、政府均不满意,所谓"看病难、看病贵"的局面,医患关系越来越紧张,而社会舆论一边倒地把问题发生的原因归结到了医院的身上。在开展医院管理年的活动中,王静怡站在国家、群众利益的高度上,承受着各方面的压力,带领全院医护人员,提高认识,提出了医院一要姓"中",二要姓"公"的口号。她在全院大会上教育大家:①学会从全局的角度看问题。医务人员全国约有600万,比起13亿人来说,只是2%还不到,我们受到一些压力,使人民群众受益。从为绝大多数人谋利益的角度来讲,政府这样做无疑是正确的,新闻媒体有时会有一些偏差,我们必须换个角度来思考才能想得通。②反思自身。医院是国家开办的,我们的知识、技术,是社会给予的,理应回报社会。一些不正之风的侵蚀,确实使我们中的一些人未能守住职业的道德底线,违背了"医者仁术"的古训,违背了"生命所系,健康所托"的希波克拉底誓言。③学会应对瞬息万变的形势。及时地、毫无折扣地根据上级的要求改进我们的工作,暂时不理解的也要执行。④学会从长远的观点看待问题。事实教育我们,从经营的角度钻空子的时代已经过去,今后医院、科室拼的是实力、是技术、是服务。目前就需要踏踏实实地坐下来,思考问题。要克服浮躁心态,克服悲观情绪,踏踏实实地做好医疗、护理、科研、教学各项工作。踏踏实实地寻找科室未来发展的突破点、新技术的嫁接点、新的服务举措、新的业务增长点。所以这一切都围绕一个宗旨——以病人为中心。全院同志都要真正地转变观念、换位思考,自觉做解决群众"看病难、看病贵"问题的促进派,我们都将面临着一次灵魂的净化、职业的重塑。

在她的带领下,医院转变经营思路,克服收入下降带来的负面影响。2006 年医院每个门诊人次平均费用 99 元,同比下降 22 元,减少 18.2%,为西安地区三甲医院最低,平均住院费用实现零增长,药品收入减少 122 万元。但是,在西安市级 14 所医院中,年人均承担的诊次居第一,人均承担的住院床日居第三。为解决群众看病难、看病贵的问题做出了实实在在的贡献。

另一方面,她利用自己西安市政协委员的身份,力陈问题的复杂性,为政府建言献策。她在 2006 年政协会上的重点发言《新闻媒体应做和谐医患关系的促进派》中呼吁:"第一,作为社会舆论导向的新闻媒体,应该正确地分析、认识看病难、看病贵的问题,正确引导社会舆论。我们认为冯世忠先生提出的四条意见可供新闻媒体借鉴:把政府投入不足的真相告诉社会,把医院福利有限的真相告诉病人,把医院进入市场的真相告诉人民,把病人不够满意的真相告诉医院。这对新闻媒体自身提出了较高的要求,需要认真地学习和研究这个社会难题,要采取公允的态度对待问题产生的各方,才能为政府分忧,与人民共利益,促进社会的和谐发展,做国家医疗改革的促进派。第二,正确评价我国的医务人员队伍,做和谐医患关系的促进派。医务人员既不是天使,也不是白狼,他们是生活在市场经济社会中的普普通通的人。他们既需要希波克拉底誓言的修炼和约束,也有柴米油盐的七情六欲。对他们的工作要信任和尊重。由于医疗工作的特殊性,为了患者的利益要引导患者配合医疗工作。在医患关系中,因为信息不对称带来的不平等,要通过科普教育来弥补。对医务人员的缺点、错误要批评、监督,对他们的奉献和痛苦也要赞扬和理解。新闻媒体的正确引导,可以化解群众的怨气,可以促进医院、医务人员的自律,可以加强医患的沟通,可以避免不理智事件的发生。作为和谐社会的重要组成部分,新闻媒体应该做和谐医患关系的促进派。"在当时舆论一边倒的情况下,这样的发言需要勇气和思考。发言获得了市委、政府、政协领导和委员们的较高评价。

2006年,她再一次在西安市政协的专题研讨会上做了《政府对公立医院财政补贴的新思路》的重点发言。她认为:当前,"看病难、看病贵"已成为群众生活的热点问题,成为我国政府面临的一个无法回避的难题。这是在建立现代医疗保健制度的过程中,所有国家都或迟或早要发生的一场医疗系统的危机。尽管其成因非常复杂,但是社会公共品和准公共品整体制度的缺失是其深层次的主要原因。公立医院作为政府为人民提供医疗保障的载体,要体现社会的公平,以避免它的趋利性。足够的投入,是十分必要的。

在详细分析了当时西安市政府对医院财政补贴的状况后,她指出:为了维持公立医院的生存和发展,政府对医院的投入必须加大。政府的资金有限,除了考虑吸收社会资金办医,部分公立医院的改制等问题外,应该将有限的资金用到刀刃上,发挥最大的效益,促进医院自身发展。建议改革目前财政补贴的方法,将按人头补贴改为按工作量补贴。她认为:

（1）目前按人头补贴的弊端：

实际上是一种鼓励增加冗员的方法，各单位要想争取财政更多补贴，只有通过增加人员才能实现，而与这个人有没有用无关。近几年各医院都增加了大量的合同制人员，主要是弥补护士和药品调剂员、工人等低学历、低职称岗位，有的医院已达到30%～40%。实际上已经存在了用人制度上的"一院两制"，按在编职工"人头补贴"的方法不包括合同制人员，这就更加不合理。

（2）按门诊量、出院病人数、床位使用率等工作量进行补贴的益处：

工作量代表了医院对社会的贡献和行使自身职责的数量。按工作量补贴对各个医疗机构来说，起到了褒奖的作用，有利于鼓励"多劳多得"。

病床数代表了政府对医院的投资规模，病床使用率说明了医院对投资的利用率和投资的回报效率，按此补贴有利于引导资金流向优良资产。政府用投资调动了医院的工作积极性，有利于医院参与竞争，提高医疗水平，改善服务态度，改进管理制度；有利于促进医院自身的发展；有利于提高医院的经营效率。不管你用多少人，要按完成的工作量来补贴，将给医院内部的人事和分配制度的改革带来外部的动力。

（3）按工作量补贴办法的建议：

应以医疗收支差额作为基本点来计算补贴数额，从体制上改变医疗收支的逆差现象，尽量减少"以药补医"的补偿作用。这样可以避免医疗系统乱收费、多用药的现象，把医院、医生的趋利性引导到通过服务从政府拿到补贴的思路上来。

医疗收支差额是一个相对稳定的数字，它和医院的收费标准、规模、性质、业务范围、经营水平等因素有关。应按照医院的等级不同做若干区分，综合医院和专科医院区分，中医医院和西医医院区分。政府可将各医院"十五"期间5年的平均数作为基数，给每类医院核定一个年补贴的理论总额,加上 2006 年政策变化新增的逆差,根据这个数字,算出各类医院按工作量补贴的基数。以后可以每 5 年修订一次。

在选取样本、估算总差额的基础上,制订出各类医院每门诊人次、出院病人数、床位使用率的补贴额度。

为了使国有资产保值增值,除了原有财务制度的修购基金提取用于医院的维修、发展外,财政补贴仍可指令性地将部分资金作为项目使用,但是,比例不应太大。大项目应由政府另行下计划投资。

她在最后指出:在目前的条件下,我国医疗卫生的改革,既需要强化政府的职能,也离不开市场的机制。政府应更多地承担筹资者的角色,体现医疗服务的公平性和扩大其可及性,逐步解决群众看病难、看病贵的问题。而在医疗服务提供领域,政府应更多地承担监管者的角色,建立规范、科学的公立医院的管理制度,促进卫生资源的良性发展,促进医疗技术的进步,促进医疗机构运行效率的提高。政府对公立医院财政补贴方法的改革思路应该是兼顾调动政府和市场两方面的积极性,使最小的投入得到最大的综合效益。在减轻群众负担的基础上,又有利于医院保证医疗服务的质量,提高治疗的合理性和资源的利用效率。按工作量补贴的方法,或许可以达到双赢的目标。她的发言同样得到上级领导的重视。

4.带领医院健康稳定发展

在她提出的"西医不落后,中医有特色"的发展理念指导下,8 年来,西安市中医医院在发挥中医药优势、培养技术和管理的创新型人才、科室资源优势整合、扩大院校合作、提高整体管理水平、强化医疗安全等方面坚定而扎实地开展工作。虽然 2004 年后,由于政府搬迁医院的计划,使医院的发展受到了很大的限制,基础建设、大型医疗设备的引进均处于停滞状态,但医院的内涵建设仍然取得了长足的进步。2007 年与 2000 年相比,年门诊量增加 47%,年出院患者增加 58%,病床使用率增长 45 个百分点,年病床周转次数增加 8.2

次,药品比例下降 12 个百分点,年业务收入增长 117%,总资产增加 118%,固定资产增加 133%,专业设备总值增加 188%。在全国有些医院大举借贷发展,透支未来的潮流中,王静怡始终保持着清醒的头脑,以对国有资产、对医院未来高度负责的精神当家理财,医院的优良资产率大幅度增加,至 2007 年还清了银行的少量贷款,还为医院的进一步发展积累了专用基金储备 2029 万元,为下一任院长的工作打好了基础。

医院建设了省级重点专科 3 个,其中 2 个已成为国家级重点专科建设单位;肛肠科、肝病科成为西部地区的龙头单位;市级重点专科和中心 3 个,获省市科技进步奖 8 项。医院在全国、省、市的整体学术地位大幅度提升。2006 年医院被国家中医药管理局评为全国继续教育先进单位。医院 1999 年获得省级精神文明单位标兵称号、2003 年获得全国文明行业先进单位称号,这两项荣誉保持至今。

由于历史欠账太多,医院职工的住房条件相对较差,大家对住房热切期盼、又怨气很大。王静怡领导班子全体成员,顶着误解,克服了难以想象的困难,历经 7 年奋斗,至 2007 年年底,6 幢住宅楼终于全面竣工,并交付钥匙。工程质量优等,近 300 户职工乔迁新居。这是医院历史上终于解决职工住宅最多的一次工程,为医院的可持续发展奠定了民生基础。

2007 年在等级医院的复审中,王静怡带领全院职工奋力拼搏半年余,大家心往一处想,劲往一处使,在做好日常繁重临床工作的同时,对 2005 年以来医院的各项管理、医疗、护理等工作进行了认真的回顾和整理。按照三甲复审的要求,逐一完善落实,使要求的 6 类 72 项指标达标率达到 95% 以上,最终以 970 分的优异成绩通过了复审。这是历经 12 年后,医院内涵建设达到的新高度,是医院发展史中的一个里程碑。

在她即将离任之际,她对医院的发展提出了自己的意见:"我院之长是内科,在 20 世纪 90 年代,我们已经完成了三级分科。神经、心血管、肝病、消化、肿瘤、肾病、内分泌、老年病、呼吸已分科成熟，因专而精，各具中西医结合的特色。近年来，医院也在追赶世界发展的趋势，以介入治疗向微创外科化演变。中医医院肛肠科是几代人创建的无形资产，目前肛肠科已在西部领先，被卫生局批准为西安肛肠医院。两个骨科已具较强竞争能力。这些强项，始终是我们的重点建设项目，是要进一步做大做强的。

我院之短是普通外科的薄弱，缺乏优秀的学科带头人，学术梯队始终未能尽如人意。普通外科的薄弱使我院急救医学的发展受限，难以改变"慢郎中"的社会形象。这些不足使内科缺乏坚强的后盾，新技术的开展如履薄冰。外科现已成为我院发展的一个瓶颈，也是我们近期在下大力气引进人才，进行结构调整的项目。"

王静怡在担任西安市中医医院院长的 8 年间，认真履行了院长的职责，医院两个效益增长显著，社会评价日益趋好，国有资产增值明显，医院可持续发展能力增强。她严于律己，公私分明，在打击医药购销领域商业贿赂的活动中及历次审计中，均未发现任何经济问题。

（二）为陕西省中医药研究院、陕西省中医医院的发展贡献力量

2008 年 7 月，王静怡调入陕西省中医药研究院、陕西省中医医院担任副院长，开始了一段新的管理生涯。在国家调整了医疗改革的偏差、医疗保险逐步实现了广覆盖、加大了对医院投入的新形势下，全国的公立医院迎来了一个发展的黄金时期。在黄立勋院长的领导下，王静怡恪尽职守，发挥多年医院管理的知识及经验积累，全力配合院长，把医院带入了发展的快速通道。在基础设施非常窘迫的条件下，连续 3 年使医院的各项指标保持了省内中医医院最快增长速度。并在医院的基础建设、人才培养、学科建设、职工生活等各方面全方位拉动提升，使医院的面貌发生了巨大的变化，为医院成为陕西省中医科研、医疗的龙头单位奠定了良好的基础。2012 年 3

月 29 日,王静怡在任上退休。后任领导曾给她写了这样的欢送词:"您以精湛的医术、良好的医德服务于广大患者,以高度的责任感、执着的敬业心奉献于中医事业,为我院改革发展洒下了勤劳的汗水,付出了艰辛的努力,我们永远感谢您。"

王静怡在从事中医医疗和管理的生涯中,一步一个脚印。在医术上,她中西并蓄、精益求精;在管理上,她德才兼备、甘于奉献,获得了各方面的认可和赞许。2001 年她被授予陕西省有突出贡献专家称号,2004 年被授予"全国卫生系统先进工作者"称号,2004 年被批准为享受国务院特殊津贴专家。2007 年被授予全国优秀中医医院院长称号,2008 年被授予陕西省名中医称号及全国名老中医药继承导师,2011 年被国家中医管理局批准建立国家级名中医工作室。2011 年获中国中西医结合学会"中西医结合贡献奖"。曾担任三届西安市政协委员,西安市碑林区人大代表。

五、退休生活

退休后,王静怡主任医师仍然承担着门诊和疑难病的会诊等医疗工作,以及带硕士、博士研究生的工作。在卸下了行政工作的责任之后,她趁着尚精力充沛,在中医专业上仍然不断地探索。她中标的省统筹创新重大科技项目,进展顺利,将她多年临床的经验方——养心开郁片的研究更上一层楼。她又进一步在郁证的临床科研上有所创新,研发了葛根解肌胶囊、白栀和肝丸等制剂。她依靠名中医工作室的团队,根据《后循环缺血、眩晕的中国专家共识》的进展,遵循循证医学的方法,开展了较大样本的镇眩通络胶囊的临床研究。她作为陕西省治未病专委会的主任委员,在医院率先开展了临床体质辨识,并根据体质辨识开展了科研和临床新业务,使干部保健科成为省内中医治未病工作的先行者。她适应群众对健康的更高要求,研发了固本培元膏、固本育阴膏、排毒养生膏等膏滋,受到了患者和亚健康人群的欢迎,并且成为干部保健科的优势特色。她指导研究生发掘、整理陕西省中医整脊流派的经验,对颈椎病,特别是青年颈椎病的诊断、内治外治的方法进行了较系统的整理研究。

王静怡主任医师还特别重视医学科普工作,她每年都要多次在电视台、电台、基层单位进行科普讲座。她每次都认真准备,深入浅出,举例生动,图文并茂,受到听众的好评。

退下来后,王静怡的生活也更加丰富多彩。她关心国家大事,阅读涉猎广泛,思想与时俱进,努力使自己跟上时代的步伐。她学习唱歌、学习电脑的各种技巧。编视频、做影碟,写观感、写游记,忙得不亦乐乎! 她每年都要国内国外几趟旅游,开阔视野,陶冶情操,锻炼身体,愉悦精神。她常和朋友们说,我们的晚年生活要有尊严、有自我、有幸福!

第二章 学术主张

一、多元的知识结构，有利于继承、发展中医

王静怡主任医师从学习中医开始，就敏锐地感觉到这门古老的医学要想焕发青春，更好地为现代人的健康服务，必须与现代科学相结合。所以她一直坚持学习各学科知识，学习外语。因为"文化大革命"，她失去了学习的最好年华，所以她的知识结构，几乎都来源于青中年时期的继续教育。她研究生毕业被分配到西安市中医医院后，针对医院当时缺少脑病专科的情况，在黄保中院长的支持下，她到第四军医大学唐都医院神经内科进修，基本掌握了西医神经科学的基础知识和定性定位的诊断方法。因为神经科学和精神科学的专业交叉很多，她又利用业余时间，进入中国科学院心理研究所的函授大学，每周到陕西师范大学心理学系面授学习，坚持3年拿到了毕业证书。特别是当她亲身感受过中医脑病学科首席专家王永炎院士的风采后，为他丰富的学术素养所折服，也更坚定了她的信心。在西安市中医医院进行临床研究，深感客观条件难以满足科研需求时，她又萌发了到国外学习研究的想法，她利用业余时间，数年坚持到外语学院学习日语，在1993年通过了国家的外语考试，才得以实现两次公派日本留学，完成了她的经验方——镇眩饮的实验研究，并且成为将这种核医学方法用于中医研究的第一人。

在当院长的15年管理生涯中，出于社会责任感，她又自觉地在知识结构上进行转型。在繁重的行政和医疗科研工作间隙，她还通

过各种形式,较系统地学习了现代管理和医院管理知识,使她在管理的岗位上有思想理论的支持。特别是在作为一把手的 8 年中,在推动医院的改革发展,处理医院的各种矛盾,前瞻设计医院的未来,学科设置人才培养的制订等方面,都体现了她多元知识结构的智慧。

王静怡主任医师始终认为,中医学科应该是一个开放的体系,应能与时俱进地包容所有现代科学的进步成果,汲取其他学科的营养,推动促进本学科的发展。作为一名 21 世纪的中医,更应该适应医疗市场的需求,适应疾病谱的变化,通过不断的继续教育学习,丰富自己的知识结构,努力跟上医学科学的进步,成为一名合格的中医大夫。

二、审时度势,选择适合中医治疗的常见病为临床研究对象

王静怡主任医师的学术生涯有 26 年是在西安市中医医院度过的,她从住院医师、主治医师、副主任医师、主任医师,专业组长、科主任、业务院长、院长一步步走来,在医疗、科研方面一步一个脚印。她认为,虽然医院第一批被授予三级甲等中医医院,但是只能属于以区域性医疗为主要任务的中医医院。王静怡审时度势,确立了以神经科常见病为临床重点特色培育和治疗研究的方向。20 世纪 80 年代她选择了缺血性脑血管病中的后循环缺血的研究方向。其原因是多方面的:一是后循环缺血所致的眩晕是神经科最多见的病种之一,占到门诊的 20% ~ 30%;二是它往往是脑卒中的信号症状,及时地诊断和中医的有效治疗,可以挽救大树之将倾,造福患者。三是当时她的老师(唐都医院的游国雄教授)是国内研究后循环缺血的领军人,她可以学习借鉴当时最先进的诊断方法及设备,使自己的研究有较高的起点。后来她通过第一次出国到日本研修,敏锐地捕捉到核医学技术对中医研究的意义,并争取到当时世界核医学的顶尖学科——日本京都大学医学部核医学科做访问学者的机会,将

她的经验方的研究,从一个市级中医医院的水平,提高到了国际先进水平。

进入 21 世纪以后,精神疾患成了医学的重点。王静怡根据自身只能门诊的状况,21 世纪初带领团队选择了以神经衰弱为重点临床研究对象。在疾病概念发生变化时,她又及时地将研究转为中 - 轻度抑郁症。她有过心理学的学习履历,熟悉心理测验等工具,又有多年临床经验的积累,科研设计处于国内先进水平。她将心理测验和中医辨证分型结合起来,探讨其中的规律,2004 年在《中医杂志》发表的相关论文,在当时是首开先河的。系列科研药品的研发也很顺利,临床应用 15 年而不衰。这两项科研成果最终分别获得了西安市科技进步奖二等奖和陕西省科技进步奖三等奖。

近年来,中医在治未病方面的特长越来越受到重视,她在省中医学会的支持下,倡导成立了治未病专业委员会,并担任了主任委员。她利用在陕西省中医医院干部保健科工作的条件,与科主任和名中医工作室的同志们一起,率先开展了体质辨识和养生业务。她将数十年在临床应用的调养膏方开发成系列产品,受到了患者广泛的欢迎和信任。至今,已做体质辨识 30000 余例,经膏方治疗调养的患者或亚健康人群,达到 10000 例以上。

王静怡在几十年的职业生涯中,主张根据省市级中医医院的现状,以常见病、多发病以及中医治疗有特长的疾病作为个人、团队的主要研究方向,也作为培育团队甚至医院的特色优势的方向。这是她在专业上能取得较大成绩的原因之一。

三、重视痰湿为病,主张痰瘀同治

王静怡主任医师通过临床调研及学习前人的经验,特别重视痰湿在各种疾病中的作用,在 20 世纪八九十年代,活血化瘀成为最热门的研究的时候,她的认识具有超前性。她不仅开发了涤痰化瘀的镇眩丸,获得国家药品监督局的临床批件并成果转让,她还善于扩展思维,由此观点开发的治疗颈椎病、肌紧张性头痛、焦虑症、帕金森综合征的防葛解痛片、葛根解肌胶囊、柔筋止颤片等,都有祛风除湿,健脾涤痰的药物。

四、重视中医内外治相结合

王静怡主任医师在临床实践中深深感到,中医的外治法是中医宝库中非常珍贵的一部分。而几十年来,在主流医院中不被重视,继承发扬的工作欠账太多,使这个学科人才缺乏,学术理论和经验总结少,远远满足不了市场需求。她在担任院长期间,曾设立专科大力培养年轻医生。她还重视对民间推拿专家的发现和合作,指导研究生对他们的手法进行记录和整理。她在诊治青年人后循环缺血所致眩晕的过程中,总结出在颈椎病、病毒性心肌炎、贫血等常见病因中,青年颈椎病的比例很大,即使在《眩晕中国专家共识》颁布后,她仍然坚持颈性眩晕普遍存在的观点。在通过大量的临床观察和文献学习后,她认为青年人颈椎的失稳,致交感神经激惹引起的椎动脉痉挛可能是青年人颈性眩晕的主要机制。并且提出用中医的推拿整脊为主,纠正颈椎椎体在3D空间的复杂错位,用中药和理疗舒筋活络、活血化瘀、祛风除湿、调养心神是治疗颈椎病的优选方案。通过这个方案,治愈了许多颈椎病的险症、重症,也使许多青年人的身心得到康复。

第三章 临床经验

第一节 眩晕部分

王静怡主任医师的专业是脑病,2006 年以前,在近 20 年时间内,她主要对椎 – 基底动脉缺血性眩晕(现已统称为后循环缺血)的中医诊断治疗进行了较深入的研究。

一、中医眩晕理论、诊治的历史沿革

(一)眩晕的概念

中医对本症认识较早。《内经》有目眩、目瞑、眩仆、眩冒、掉眩、眩转等不同称谓。张仲景《伤寒杂病论》多处对眩晕证治进行了阐释,并有眩冒、头眩、目眩等名称,或与其他病证并存。如:癫眩、悸眩等。巢元方《诸病源候论》有风头眩候、头面风候等篇章,有目眩、风眩、癫疾等名称。孙思邈《千金方》有治头眩、风眩、头风眩等疾病多种方药。宋代《圣济总录》将眩晕分类归入"诸风门",有专论风头旋、风头眩。《太平惠民和剂局方》仍然将眩晕一证归于诸风门中论治。陈言《三因极一病证方论》、严用和《严氏济生方》最早把"眩晕"作为本病正名记载,同时还对眩晕的概念给予了较明确的论述。(金)成无已《伤寒明理论》中记载本病证名称为:眩运,并指出了眩

运与眩冒的区别。至明清时期,眩晕、头眩、眩运等几种病名并存,
但多数著作将眩晕作为正式病名。现代对眩晕的定义为:眩晕是目
眩与头晕的总称,眩即目眩,眼前昏花缭乱;晕为头晕,谓头部运转
不定之感觉,感觉自身或外界景物旋转,站立不稳。由于二者常同
时并见,故统称为眩晕。

(二)眩晕的病因病机

历代医家对眩晕病因病机的论述很多,其中有很多具有真知灼
见。从古代文献观其学术发展源流来看,大致可分为 4 个阶段:一是
从先秦至两汉,代表性的理论为《素问·至真要大论篇》"诸风掉眩,
皆属于肝"的学说;《灵枢·口问》"上气不足,脑为之不满,耳为之苦
鸣,头为之苦倾,目为之眩"的以虚立论学说。二是晋唐时期,这一
时期仍然沿着《内经》诸风掉眩以及上虚则眩的理论学说进行发挥。
三是宋金元时期学术争鸣活跃,新的观点不断提出,朱震亨认为眩
晕之风非谓肝木之风,亦非外中之风,而是痰夹气虚并火,提出"无
痰则不作眩"理论,主张眩晕以治痰为先的原则。四是明清时期诊
治眩晕的内容更加丰富充实,逐渐趋于条理化与系统化。张介宾认
为眩运虚者居其八九,而兼火兼痰者,不过十中一二耳。沈金鳌《杂
病源流犀烛》对眩晕源流总结较全,从流溯源指出无风不作眩,无痰
不作眩,无虚不作眩,三不作眩说主导中医眩晕临床。

近现代百年,中医诊治眩晕从概念、病因病机、证候分型、治法
方药、预后转归的认识等更有进一步发展,各文献报道眩晕的辨证
分型中单纯虚证或实证证型的较少,以复合证型更为多见,老年眩
晕患者以虚实夹杂之证为多。多数学者认为本病具有反复发作的
特点,主要表现为风、火、痰、瘀、虚等病理改变,多属于本虚标实、虚
实夹杂之证。随着现代医学的发展和影响,病证结合的辨治思想在
中医界越来越受到重视,故而辨病与辨证相结合的方法成为现代中
医学界临床诊治眩晕证普遍采用的模式。临床上,不同医家对眩晕

证型的划分虽然不尽相同,但论治思路归纳起来不外肾肝脾脏虚损为本,风、火、痰、瘀实邪为标,根据病情之不同,或施以补各脏虚损之法,或采用祛各种实邪之法,或攻补兼施。

(三)现代眩晕症防治方药

现代眩晕症防治方药分析:药物出现总频次为 2022 味次,其中补益药为 606 味次,占 29.97%,居各类药物首位,表明现代医家论治眩晕仍以补益为主。补益药中补气药、补血药、补阴药居前 3 位,占补益药总频次的 93.73%,提示补气益精是现代医家防治眩晕的主导思想。非补益药中活血祛瘀药、平肝熄风药、化痰药居前 3 位,表明精血亏虚、肝阳上亢、痰瘀阻络是今人认识眩晕的基本病机,补益阴精、祛瘀通络、化痰熄风是当代医家论治眩晕的基本大法。现代用药的另一特点是解表药位次大幅度下降,表明现代医家对外感致眩,尤其是外感风火之邪致眩较少研究。

(四)现代对血瘀证、痰湿证的研究

在 20 世纪七八十年代,活血化瘀的研究达到了一个高潮,活血化瘀的中药制剂层出不穷,被广泛地应用于心脑血管病的治疗,并被世界中、西医及患者广泛接受,成为最具中国特色的治疗方法。

进入 20 世纪 90 年代以后,以广州中医药大学方永奇教授为代表的痰证研究,逐渐受到中医学者的重视。方氏从 1989 年开始,开展了痰证的临床流行病学研究,建立了痰证辨证的计量化标准,研究了痰证的血液流变学及血液循环特点;同时开展了观察痰证的症状体征特点、痰证的病人免疫功能变化特点、痰证与人体衰老的关系、常用祛痰药对血液循环的影响等工作。并且提出,从体液循环及其调节这一主线来研究痰证,是抓住了矛盾的主要方面,由此引伸出津血同源,痰瘀相关的观点。

二、20 年间研制、开发镇眩通络胶囊的成果

(一)流行病学调研

王静怡主任医师和她的团队(王静怡、汪宗江、王晓燕、刘安群、贾兰芬、徐妮等)于 1987 年发表论文,通过对 390 例老年患者证候的回顾性统计分析,与 384 例青年患者对照,发现其中 195 例为心脑血管病。得出"老年人以内伤为主,以虚实夹杂证为主,病情单纯轻浅者脾虚比例最大,复杂深重者肾虚表现突出"等结论。同时发现老年实证中(含虚实夹杂证中的实证),痰湿证占 35%,大大高于血瘀证(16%),具有显著差异($P < 0.01$)。反映了不仅仅是椎 - 基底动脉缺血性眩晕,在其他心脑血管病中,痰、湿、饮亦是其病因病机中的重要因素。提出了痰浊水湿证远较气滞血瘀证为多,须深入研究的论点。[1]

王静怡主任医师和她的团队于 1990 年发表论文,对椎 - 基底动脉缺血性眩晕的证候进行了调查,通过对数十例患者的观察发现,不仅有暗舌、弦脉等血瘀征象,腻苔、滑脉及头重、脘腹痞满、胸闷、恶心呕吐等痰湿征象亦普遍存在,提出椎 - 基底动脉缺血性眩晕的病机为本虚标实,其本是脏腑功能衰退,其标是经脉阻滞。而阻滞经脉者,不仅有瘀血,尚有痰、湿、饮的论点。指出椎 - 基底动脉缺血性眩晕的病机为本虚标实。其本是脏腑功能衰退,其标的关键是经脉阻滞。因而在眩晕发作之时,当权衡标本虚实,以祛实治标、疏通经脉为主,兼顾补虚治本,待眩晕缓解,再着手培本固元,并兼祛实。[2]

王静怡主任医师和她的团队于 1993 年发表论文,前瞻性调查了 182 例痰湿证患者和 123 例痰湿夹瘀证的血液流变学改变,设 83 例健康自愿查体、无痰瘀征象者为对照组。痰湿证以腻苔为主要诊断依据,血瘀症以暗红舌为主要诊断依据,以血小板聚集率、全血黏

度、血浆黏度、红细胞压积、纤维蛋白元、血沉为观察指标。结果发现,血浆黏度、血沉均无显著改变。痰湿证的血小板聚集率、全血黏度显著升高($P < 0.01$);纤维蛋白元升高($P < 0.05$);表明痰证的血液聚集性及黏滞性显著升高,凝固性也有升高,而浓稠性改变不显著。痰湿夹瘀证的血小板聚集率、全血黏度、纤维蛋白元、红细胞压积均显著升高。表明痰瘀证较痰湿证病理改变严重,其血液的聚集性、黏滞性、凝固性、浓稠性均显著升高。提出了对祛痰的代表方如温胆汤、二陈汤、栝楼薤白半夏汤、半夏天麻白术汤都应进行深入研究。此篇论文被引用超过 40 次。[3]

王静怡主任医师同意王永炎院士"风痰瘀血痹阻脉络"是缺血性中风的主要病机的观点。并且认为,中风是内风所致,其痰以无形之风痰为主,其治熄风涤痰当是关键;活血化瘀而不能遏湿,故选用活血行气的性温之品为原则。对涤痰化瘀法这一针对缺血性中风的重要治则进行深入的研究,不仅可以提高疗效,而且对于预防中风,丰富中医药理论也具有重要的意义。

(二)历经 10 年,完成镇眩饮组方

在 1980 年,血瘀证理论占主导地位,在临床大夫普遍只重视活血化瘀的时候,王静怡在临床治疗椎－基底动脉缺血性眩晕、缺血性中风时,始终坚持痰瘀同治,形成了自己的学术思想。

王静怡主任医师从 20 世纪 80 年代后期开始,在对椎－基底动脉缺血性眩晕的理论认识和在临床不断的筛选总结中,以组成简要、熄风涤痰和健脾化湿并重、活血行气而不遏湿、无毒副作用为宗旨,完成了镇眩饮(后改称镇眩通络胶囊)的组方,并进行了多种临床指标的观察,用当时世界最先进的核医学技术的动物实验,以及按照国家脑梗死的新药要求,完成了系列研究,于 2006 年获得国家专利。

镇眩饮处方由天麻、川芎、茯苓、葛根、当归、炒白术等中药组成。其组方简约,疗效确切,药源广阔,价格低廉。方中天麻长于涤痰镇眩,熄风通络;川芎长于燥湿行气,活血化瘀,两药合用,共奏涤痰化瘀之功效,共为君药。葛根功擅解肌、升阳、生津,而以舒筋脉、缓挛急为专长,善治颈项强痛;炒白术健脾益气,燥湿利水,共为臣药,助君药增强其涤痰化湿之力,助其镇眩通络之功。茯苓益气健脾,淡渗利湿;当归活血化瘀,二者共用可健脾化湿、活血祛瘀,二者为方中佐药。综观该方,谨守病机,配伍精当,药简力宏,遣药组方的基本思路是以天麻配白术、茯苓,熄风涤痰,健脾除湿,涤痰而不忘健脾;以川芎伍葛根、当归,活血化瘀,升阳通脉,祛瘀而不忘养血。全方共奏涤痰化瘀,镇眩通络之功。常用加减变化:眩晕伴见恶心、呕吐加半夏、竹茹等;若见耳鸣则酌加石决明、生龙牡、牛膝等;舌苔黄厚腻、便秘者加小承气汤厚朴、枳实、生大黄,如患者有虚象者大黄不后下,取其泻热而不峻下的目的;若气血亏虚,眩晕动则加剧、劳累即发者加黄芪等;伴肢体麻木无力者加地龙、鸡血藤。

1993 年,王静怡到日本群马县多野综合病院研修时,接触到了很多先进的医疗技术,她敏锐地感到核医学示踪技术是研究中医药的好方法,当时国内只有很少数医院有核医学科,而且技术也落后很多。于是她争取到了去日本核医学最好的京都大学医学部核医学科做访问学者的机会,在那里进行了为期 1 年的研究,将镇眩饮的研究提高到了国际水平。

(三)镇眩饮的实验研究

1.国外放射性同位素的药效学研究

放射性同位素示踪成像技术是发展迅速的学科,是整体动态研究脑机能的技术,随着 SPECT、PET 设备的进步,放射性同位素药品的开发,对于脑内的血流量、葡萄糖、脂肪酸、氧、氨基酸代谢的研究正在发达国家如火如荼地进行。我国由于经济及技术的原因,开展得较晚。1994～1995 年王静怡主任医师在日本京都大学核医学科留学期间,在日本导师(小西淳二、米仓义晴)和同行(间贺田泰宽、服部直也等)的指导帮助下,选择脑内摄取率最高的脑血流示踪剂 ^{123}I–IMP,国际经典的 Pulsinelli 的大鼠弥漫性完全性脑缺血再灌流模型,共用 149 只 Wistar 大鼠,完成了镇眩饮的脑血流改善作用的主要药效学试验,及其与丹参浸膏粉、脂溶性硝苯地平胶丸的对照。

(1)方法:

1)模型制作方法:在 1%苯巴比妥钠 0.3mL 腹腔麻醉下,先切开颈背侧皮肤,暴露两侧翼小孔,电凝两侧椎动脉;然后颈前切口,分离两侧颈动脉,用 4 号软性手术线穿绕颈动脉后,套上聚乙烯细管固定。24h 后,清醒状态下,用鳄鱼夹抽紧手术线,完全阻断双侧颈动脉 30min 后放开。再经 24h 后,测定脑血流量。

2)脑血流量测定方法:将稀释成 0.5mL 的 ^{123}I–IMP 5μCi 用 10s 的速度从大鼠尾静脉注入。注射完即刻开始记时,2min 时断头,将脑分成 8 个部位(大脑皮质、小脑、海马、纹状体、丘脑、丘脑下部、桥脑、延脑),称出各部分重量,用 PACKARD AUTO GAMMA – 500 分别测定组织内 ^{123}I–IMP 的放射能。以 ^{123}I–IMP 的摄取率作为脑血流量的指标。

3)药物投入:在模型成功后至测定脑血流量时的 24h 内,将每日剂量用导管经口分 3 次投入,最后 1 次在断头前 1h。

(2)结果:

1)镇眩饮、丹参、硝苯地平均可使脑血流量得到改善,但丹参的有效剂量是镇眩饮的 30 倍,最佳剂量是镇眩饮的 10 倍;在有效剂量 1g/kg 时,海马的血流量未见显著提高,而镇眩饮在 0.03g/kg 剂量时,海马的血流量已显著提高。表明镇眩饮在提高脑血流量、对缺血脑的学习和记忆能力的正性影响方面均显著优于丹参。硝苯地平胶丸在 12mg/kg 时,可显著提高脑主要部位的血流量,但范围及程度均不及镇眩饮。

2)正常大鼠用镇眩饮 0.3g/kg、1g/kg 两种剂量 1 周后,再制作 Pulsinelli 模型,未观察到有效预防作用。对脑动脉硬化大鼠是否有预防作用,尚待研究。

3)正常大鼠用镇眩饮 0.3g/kg 24h 及 1 周,脑血流量未见显著改变,表明镇眩饮不会引起脑内"窃血"。

4)自创椎 2AO 模型,即只电凝双侧椎动脉,造成除大脑皮质外的脑其余 7 个部位的血流量下降,致使全脑血流量下降。镇眩饮的治疗效果同前。

(3)结论:

以上的研究表明,镇眩饮胶囊对全脑缺血有明显的治疗作用,是一种较理想的脑血流改善剂,与中、西药的对照均表明其具有先进性。[4-9,12]

2. 新药药效学研究

镇眩通络胶囊为纯中药复方制剂。根据其功能与主治,按照《中药新药研究指南(药学、药理学、毒理学)》的原则与方法,由西安交通大学医学院药学系窦建卫团队承担,进行了主要药效学实验研究。

选择中西药合剂——脑络通胶囊,由浙江康恩贝制药股份有限公司生产,规格:每粒装 0.5g(含盐酸托哌酮 50mg),作为主要对照。

结果表明,镇眩通络胶囊可改善中动脉栓塞性脑缺血大鼠神经行为,减少脑组织缺血范围,对大鼠急性脑缺血、缺氧有一定的保护作用。

(1)模型+镇眩通络胶囊各剂量组大鼠 Bederson's 神经行为积分和脑组织梗死面积比例均低于脑缺血模型组,其中 0.5g/kg 和 1g/kg 剂量组神经行为积分和脑组织梗死面积比例与模型组比较,存在显著性差异（$P < 0.05$ 或 $P < 0.01$）。提示镇眩通络胶囊可改善中动脉栓塞性脑缺血大鼠神经行为,减少脑组织缺血范围,对大鼠急性脑缺血、缺氧有一定的保护作用。

（2）镇眩通络胶囊对小鼠记忆获得障碍有显著的改善作用。

（3）镇眩通络胶囊对小鼠记忆巩固障碍有显著的改善作用。

（4）镇眩通络胶囊具有显著的镇痛、抗炎作用。

（5）镇眩通络胶囊能缩短小鼠旋转后逃避电击反射潜伏期,具有抗眩晕的药理作用。

（6）镇眩通络胶囊对不完全脑缺血大鼠共济协调功能有一定改善作用,并可改善完全脑缺血后再灌流大鼠脑组织能量代谢状况。

（7）急性毒性试验用 ICR 小鼠 20 只,日用药量相当于生药量 180g/kg,给药后观察 7d,小鼠无 1 只死亡,且未见明显异常反应,解剖后肉眼观察,各脏器未见明显异常。表明镇眩饮胶囊对人应是安全的。

（四）镇眩饮的临床研究

回国后,王静怡又带领她的团队（王静怡、林海、王晓燕、刘冬霞）,进行了进一步的临床研究。

（1）完成了 32 例的镇眩饮临床观察及 20 例对照。全部病例均观察症状、体征、血液流变学指标,进行组间比较;9 例 18 根椎动脉做 REG 加转颈试验,12 例 24 根椎动脉做 TCD 的治疗前后的自身比较;均观察 20d。全部病例均有不同程度的痰瘀证。两组均用5%的葡萄糖加川芎嗪240mg 静点,自愿受试组加服镇眩饮胶囊 2 粒,每日 3 次。结果症状两组间具显著差异（$X^2 = 4.42, P < 0.05$）。体征两组间具非常显著差异（$X^2 = 10, P < 0.01$）。两组间治疗后全血黏度、血小板聚集率有显著差异。REG 转颈试验治疗前收缩波高度平均（0.30 ± 0.15）mv,治疗后（0.43 ± 0.18）mv,具显著差异（$P < $

0.05)。TCD 9 例低流速型 Vp 治疗前平均(46.44±11.06)cm/s,治疗后(54.28±8.05)cm/s,具显著差异($P<0.05$)。[10]

(2)因尼莫通的血浆浓度峰值是 0.6~1.6h,故设计了用 TCD 观察服镇眩饮前后 1h 脑内大动脉血流速度和血管阻力变化的临床试验。共 74 例 TCD 检查异常患者,随机分为镇眩饮组 33 例、安慰剂组 21 例、尼莫通组 20 例。分别探测双侧大脑中动脉(MCA)、前动脉(ACA)、后动脉(PCA)、椎动脉(VA),选用收缩峰的血流速度(Vp)、搏动指数(PI)为观察指标。患者第 1 次 TCD 检测后,立即服药,镇眩饮 4 粒或尼莫通 30mg 或葡萄糖粉胶囊 4 粒。保持安静状态,1h 后做第 2 次 TCD,观察服药前后 Vp 和 PI 的变化。根据 Vp 的结果,将所检资料分为低流速、高流速 2 型。结果镇眩饮组低流速型的 4 动脉 Vp 均有提高,ACA、PCA、VA 具显著差异($P<0.05$)。PI 也有所提高,高流速型无显著变化。尼莫通组高、低流速型 Vp 无显著提高,PI 都有提高,低流速型 MCA、PCA 有非常显著差异($P<0.01$),VA 有显著差异($P<0.05$)。高流速型 VA 有显著差异($P<0.05$)。表明镇眩饮对脑血流速度减慢有明显且较快速的改善作用,其作用机理是多元的,但对脑血管痉挛的扩管效果不显著。尼莫通在用药后 1h 内有明显的扩管作用,对脑血流速度减慢和脑血管痉挛均有一定的影响,对血流量的改善效果因 TCD 检查本身的局限,无法得出更明确的结论。[11]

(五)镇眩通络胶囊治疗后循环缺血性眩晕的随机、双盲、安慰剂对照临床观察

因为尚没有脑后循环缺血的国家临床试验规范,2014 年起,王静怡主任医师根据多年的诊治经验,参考了《中国后循环缺血专家共识》《眩晕诊治专家共识》,研究设计了脑后循环缺血的随机、双盲、安慰剂平行对照、临床研究的方案,依靠名中医工作室的团队(王凌、李玲、张选国、李静、陈伟铭等),组织了镇眩通络胶囊治疗后

循环缺血的符合循证医学标准的临床研究。

1. 设计方案

(1)试验目的:初步评价镇眩通络胶囊治疗后循环缺血性眩晕的有效性和安全性。

(2)试验设计:随机、双盲,安慰剂对照、临床研究。

(3)样本量:共 120 例,包括:试验组 80 例、对照组(安慰剂)40 例。

(4)试验人群:

1) 符合后循环缺血诊断标准者;

2)视频眼震电图的眼视动系统检查有 1 项以上阳性改变或诱发试验 3 个以上头位引出眼震波;

3)脑磁共振 DWI 或发现新鲜责任病灶;

4)有 1 项以上脑血管病危险因素;

5)年龄:40～75 岁,性别不限。

(5)知情同意,志愿受试。获得知情同意书过程应符合 GCP 规定。

(6)用药方法:

1)试验组:镇眩通络胶囊,口服,每次 5 粒,每日 3 次。

2)对照组:安慰剂,镇眩通络胶囊模拟剂,口服,每次 5 粒,每日 3 次。

以上两药均由湖南省九典制药有限公司提供,外观一致。药品编号、揭盲、统计工作由上海医学统计中心实施完成。

3)基础用药:1、2 组均加服预防量阿司匹林肠溶片 100mg,每日 1 次,口服。

(7)疗程:14d。

(8)疗效评价指标:

1)西医体征量表;

2）中医证候量表；

3）眼震电图改变。

（9）安全性指标：血、尿、粪常规，心电图、肝肾功能。

（10）统计分析：采用 SPSS 9.2 软件分析。所有的统计检验均采用双侧检验，$P \leqslant 0.05$ 将被认为所检验的差别有统计意义。

2. 结果

（1）病例分布：试验计划入组 120 例，实际入组 120 例，其中 A 组入组 80 例，PPS（符合方案数据集）75 例，FAS（全分析数据集）80 例，SS（安全数据集）80 例；B 组入组 40 例，PPS 31 例，FAS 40 例，SS 40 例。

（2）可比性分析：入组时年龄、心率，两组比较差异有统计学意义（$P < 0.05$），病例来源、性别、婚姻、民族、职业、身高、体重、药物过敏史、目前患有的其他疾病及用药、针对本次后循环缺血性眩晕使用的治疗药物、体温、呼吸、血压、西医体征量表积分、西医单项体征评分、病灶类型、中医症状量表积分、中医单项症状评分、视频眼震电图积分和视频眼震电图单项评分，两组比较差异无统计学意义（$P > 0.05$）。

（3）依从性分析：试验期间实际用药量、用药依从性和合并用药情况，两组比较差异无统计学意义（$P > 0.05$）。

（4）疗效分析：

1）FAS 分析：治疗 14d 后，A 组基本痊愈率为 1.3%，显著进步率为 55.0%，总进步率为 78.8%（$n = 80$），B 组基本痊愈率为 0.0%，显著进步率为 15.0%，总进步率为 37.5%（$n = 40$），基本痊愈率，两组比较差异无统计学意义（$P > 0.05$），显著进步率和总进步率，两组间比较差异有统计学意义（$P < 0.05$）。

2）PPS 分析：治疗 14d 后，A 组基本痊愈率为 1.3%，显著进步率为 57.3%，总进步率为 82.7%（$n = 75$）；B 组基本痊愈率为

0.0%,显著进步率为16.1%,总进步率为41.9%($n=31$)。基本痊愈率,两组间比较差异无统计学意义($P>0.05$);显著进步率和总进步率,两组间比较差异有统计学意义($P<0.05$)。

(5)安全性分析:试验期间 A 组有 2 例发生不良事件,不良事件发生率为2.5%,无不良反应发生;B 组有 1 例不良事件,不良事件发生率为2.5%,无不良反应发生。不良事件和不良反应发生率,两组间比较差异无统计学意义($P>0.05$)。试验期间无严重不良事件发生。

3.结论

镇眩通络胶囊治疗后循环缺血性眩晕是有效的、安全的。[14]

(六)总结

本课题是鉴于对涤痰化瘀这一治则在缺血性脑血管病的应用方面尚缺乏深入研究的现状而提出的。主要从 4 个方面展开研究。一是对痰湿证、痰湿夹瘀证的患病率、缺血性脑血管病中痰湿夹瘀证的特点、痰湿夹瘀证的临床客观指标等方面进行系列调查。二是选择椎 - 基底动脉缺血性眩晕作为临床研究的对象,探索治疗痰瘀证的有效药物,筛选出有效方剂——镇眩饮(镇眩通络胶囊)。三是用先进的核医学技术及经典的脑缺血动物模型,完成了镇眩饮改善脑血流量的药效学实验。四是较严格设计的临床观察和以 TCD 为观察手段的临床试验。

整个研究具有较系统的设计,涉及中医药学、流行病学、神经病学、核医学、实验动物学等多个学科,均由研究者自行完成。其中临床研究部分主要在国内完成,实验研究部分主要在日本京都大学完成。研究成果均以论文形式发表,共发表论文 13 篇及试验报告 1 篇。其中国际英文杂志 2 篇,国家级杂志 6 篇,省级杂志 4 篇。其中 5 篇论文在国际会议上宣读,被收入论文集。1 篇论文获陕西省自然科学优秀论文二等奖,1 篇论文获陕西省青年中医药优秀论文奖。

本课题对中医理论和临床的贡献有 5 点:

(1)通过 390 例的流调统计出痰湿证的发病率,并且与 6 年后方氏 567 例的结论相近,其差异与病种有关。

(2)找出了痰湿证、痰湿夹瘀证的客观指标之一,并与方氏 4 年前痰湿证的结论、温氏 4 个月前痰瘀证的结论不谋而合,样本均超过前两者 1 倍以上。与其他作者一起,丰富、发展了中医理论,对临床辨证、科学研究具有一定的指导意义。

(3)开中医药临床研究^{123}I – IMP 的技术应用先河。在 20 世纪 90 年代,首先将^{123}I – IMP 的技术移植到中医药的研究中,对提高中医药研究的水平有积极意义。因为国内一直没有引进^{123}I – IMP,20 年后的检索,仍未发现相同的研究。

(4)自创的椎 2VO 模型,其造成除大脑皮质外的脑各部位的血流量下降,呈不完全代偿状态。制作简便,动物死亡率极低,可以作为轻微脑缺血的模型应用。

(5)由于脑血管病的发病率有逐渐椎 – 基底动脉化、轻型化的趋势;缺血性脑血管病中痰湿兼夹为病的证型所占比例很大;涤痰化瘀剂——镇眩通络胶囊的组方治则明确、成分简要,疗效显著;因而有着临床应用的广阔前景。[13 – 14]

本课题于 1999 年获得国家中医药科技进步奖三等奖。镇眩通络胶囊于 2006 年获得国家专利,2009 年获得国家药监局新药临床批件,于 2010 年转让,开始治疗脑梗死恢复期的临床试验,目前二期已完成,正在进入三期临床试验。

发表论文:

[1] 王静怡,汪宗江. 390 例内科老年住院病例的证候调查[J]. 浙江中医,1987,2:76.

［2］王静怡,贾兰芬,徐妮,等.辨证治疗椎－基底动脉缺血性眩晕25 例分析［J］.陕西中医学院学报,1990,13(2):13－14.

［3］王静怡,王晓燕,杨颢,等.痰湿及痰湿夹瘀证305 例血液流变学观察［J］.中国医药学报,1993,8(4):54.

［4］王静怡,间贺田泰宽,服部直也,等.用^{123}I－IMP 示踪法观察中药镇眩饮对脑缺血大鼠的血流改善作用［J］.中医杂志,1996,37(12):742－743.

［5］Jingyi Wang, Yasuhiro Magata, Naoya Hattori, et al. Observation on Effects of Chinese Medicine Zhenyuanyin for Improving Cerebral Blood Flow in Rats with Cerebral Ischemia［J］. J Trad Chin Med, 1997,17(4):299－303.

［6］王静怡,间贺田泰宽,服部直也,等.镇眩饮对椎动脉缺血及正常大鼠脑血流量的影响［J］.中国中西医结合杂志,1998(S1):60－62.

［7］王静怡,汪宗江,间贺田泰宽,等.用^{123}I－IMP 示踪法观察丹参对大鼠脑血流量的影响［J］.中国医院药学杂志,1998,18(5):209－210.

［8］汪宗江,林海,王静怡.丹参实验研究进展［J］.中国中医药信息杂志,1998,5 (7):14－15.

［9］王静怡,间贺田泰宽,米仓义晴,等.镇眩饮治疗大鼠脑缺血的实验研究［J］.陕西中医学院学报,1998,21(3):30－31.

［10］王静怡,王晓燕,林海,等.镇眩饮治疗椎－基底动脉缺血性眩晕 32 例［J］.陕西中医,1998,9(9):405－406.

［11］王静怡,林海,贾兰芬,等.用经颅多普勒超声观察镇眩饮对脑血流状态的影响［J］.中西医结合实用临床急救杂志,1999,6(4):189－190.

［12］Jingyi Wang, Yasuhiro Magata, Naoya Hattori, et al. Observation of the Effects of Zhenxuanyin on CBF of Rats with Vertebroarterial Ischemia and CBF of Healthy Rats[J]. J XIAN Med Univ, 1999, 11(2):43.

[13] 刘岗,吕富荣,王静怡. 主任医师治疗中风、眩晕症的经验[J]. 陕西中医,2011,32(9):1215 - 1217.

[14] 王凌,李玲,王静怡,等. 镇眩通络胶囊治疗后循环缺血 120 例:一项随机双盲安慰剂对照临床观察[J]. 中国中西医结合急救杂志,2018,25(4):403 - 407.

三、近年对后循环缺血的研究扩展

2006 年中华医学会公布了《中国后循环缺血专家共识》,对椎 - 基底动脉供血不足、椎 - 基底动脉缺血性眩晕等的诊断进行了规范,并将后循环缺血定义为后循环的 TIA 和梗死。2009 年,又公布了《眩晕诊治专家共识》,对后循环缺血所致眩晕的诊断和鉴别诊断进行了规范,并指出眼震电图在眩晕客观诊断中的重要作用。王静怡主任医师与时俱进,吸收了西医学科进展的成果,在眩晕的研究中根据现代疾病谱的变化和自己的临床实践,作为陕西省中医医院省级眩晕重点专病的学术带头人,又开拓了新的领域。

(一)对青年颈椎病诊治的研究

随着生活、工作方式的变化,如电脑、空调的广泛使用,现代从事低头工作方式的人群增多,人们屈颈和遭受风寒湿的机会日渐增加,造成颈椎病的患病率不断上升,且发病年龄有年轻化的趋势,颈椎病受到越来越多人的关注。青少年期颈椎病的病因、发病机理、临床特点及影像学特征与中老年颈椎病均有所不同。[1]

王静怡带领团队(王静怡、柯尊华、党博)通过对 138 例青少年颈椎病患者的临床调查发现,主要临床症状发生频率分别为:发作性眩晕/头晕 51 例（37.0%），头痛、头重如裹 47 例（34.1%），颈部活动受限 29 例（21.0%），注意力、记忆力下降 27 例（19.6%），颈肩腰背痛 26 例（18.8%），耳鸣 22 例（16.0%），胸闷心悸 22 例（16.0%），眼干涩/眼球发胀 21 例（15.2%），视觉疲劳 20 例（14.5%），头面部上半身汗出多 20 例（14.5%），失眠多梦 19 例（13.8%），情绪易激动 16 例（11.6%），咽部异物感 12 例（8.7%）。常见体征为枕大神经压痛 110 例（79.7%），棘突旁肩背部穴位压痛 59 例（42.8%），颈肌紧张 93 例（67.4%），闭目难立征阳性 58 例（42%），软组织结节 53 例（38.4%）等。

颈椎 X 线改变主要有：颈椎生理曲度改变，包括变直 80 例（58.0%）和反曲 29 例（21.0%），颈椎生理曲度变直引起异常应力集中，颈椎的移位和颈椎的轴向刚度和剪切刚度分别下降，从而导致颈椎严重丧失抵抗变形的能力，此外，颈椎生理曲度生物力学改变引起颈椎失稳是交感型颈椎病的重要因素，可引起头晕、头痛、耳鸣、发汗障碍、视物模糊、眼球胀痛等表现。椎体旋转移位，主要表现为"双边征""双突征"及颈椎棘突连线偏斜，"双边征""双突征"并存 67 例（48.6%），其中棘突连线偏斜 19 例（13.8%），寰枢关节异常 43 例（31.2%），无椎体滑脱病例；骨质增生 31 例（22.5%），多为轻度增生，以 C3～5 多见；钩椎关节异常 90 例（65.2%），主要表现为钩突轻度变形、密度增高，关节间隙无或轻度变窄。

王静怡认为，本组病例反映出青少年颈椎病 X 线改变的特点是颈椎小关节的紊乱引起颈椎失稳为主，以曲度的变直/反曲和椎体的轻度旋转错位为最突出的表现，也与本组临床表现以颈型、椎动脉型、交感神经型为主吻合。不同于成年人因椎间盘退化造成椎间隙的狭窄和椎间盘的脱（突）出、骨质增生形成骨赘、韧带钙化等经典表现，因而也可以解释青少年颈椎病少见神经根型、脊髓型的原因。[2]

由此,她提出了以下的见解:

(1)《中国后循环缺血专家共识》指出:"颈椎骨质增生不是后循环缺血的主要原因:连续的椎动脉动态造影仅见个别有因骨赘引起的动脉受压;进行转颈后的多普勒超声检查,未见有或无后循环症状者间椎动脉颅外段受压比率有差异。"虽然没有青少年血管造影的研究资料,不排除颈椎失稳在转颈后对椎动脉的牵拉和扭曲,从而引起后循环缺血的症状体征。但是临床发现,青少年颈椎病的椎动脉型往往和交感神经激惹相关联,符合陈和木、钱军等的研究成果。本组病例症状以眩晕/头晕最多见。其次是头痛、耳鸣、眼干涩、眼球发胀、视觉疲劳、多汗、胸闷心悸等。其中,眩晕、头痛、耳鸣、视觉疲劳等是后循环缺血的症状,其他症状为交感神经兴奋的表现。机理应当是交感神经激惹,致椎动脉痉挛,继发后循环缺血所致。青少年颈椎病的眩晕/头晕的机理很可能是交感神经激惹引起椎动脉的痉挛所致,这对制订治疗方案有导向意义。

(2)颈椎病是一种心身疾病,在青少年尤其如此。青少年颈椎病的发病本身就和长期的焦虑紧张、强迫性的生活方式有关,所以其临床症状有许多心理障碍表现。颈型引起的头痛、头重如裹、颈部活动受限、颈肩背痛可诱发紧张、烦躁不安、全身酸痛。椎动脉型所致海马供血不足可表现注意力不集中、记忆力下降。枕叶供血不足可造成视物模糊、视觉疲劳。颈动脉系统的代偿会继发整个大脑的血液供应相对较低,使工作、学习效率下降,长此以往会带来焦虑、抑郁等负面情绪,出现失眠多梦、情绪易激动等症状。颈椎曲度异常导致胸椎、腰椎的继发改变,可致痛经、梦遗、腰痛等多种脊柱相关性疾病的症状。

(3)中医手法复位是治疗青少年颈椎病的主要方法。由于颈椎曲度变直、反张、侧弯等改变,整个脊柱都处于异常状态,因而传统的颈椎推拿和中医的整脊疗法相结合,是治疗青少年颈椎病的较佳方案。这需要有较高的专业基础知识的支持,也需要经过长期训练及娴熟的手法技巧,以及将全身的经络调理和治病相结合的方案。同时认为,青少年处于成长发育阶段,肌肉的自愈能力较强,临床康复较成年人迅速。为了避免继发性的损害,扳法的应用需谨慎。

(4)中药治疗需注意对情志的调整。因为青年颈椎病有长期的焦虑紧张、交感神经的激惹等机制,王静怡强调中药的治疗不仅需要舒筋活络、活血通脉,还必须注意对情志的调整。她在2001年治疗颈椎病的院内制剂防葛解痛片,君药为汉防己、葛根,主要功效是祛湿通络、解肌舒筋。[3]动物实验证明其有抗焦虑、镇痛的作用。目前改进的葛根解肌胶囊以葛根、远志为君药,功效为解肌止痛,安神舒心,加强了对情志的干预,动物实验初步表明其有镇静和镇痛的作用,进一步的实验正在进行中。理疗的目的是放松肌肉、改善循环、消除水肿等,可以多种方法交替进行。中药膏剂的涂擦和远红外线照射结合、中药熏蒸等是比较好的方法。[4]

王静怡主任医师在临证中,对青年人的眩晕/头晕患者,在重点排除病毒性心肌炎、贫血等疾患的条件下,重点关注颈椎的改变。她广泛学习中医推拿技术的理论和实践,采集了大量的影像资料,注重对民间正骨、整脊技术的发掘和整理,发扬许多濒临失传的中医技术的特长。她长期与陕西宋氏整脊流派和北京尚天裕流派的传人(胡刚、王虎、侯怀中等),包括副主任医师或一级高级按摩技师合作,推拿、理疗、中药并用,治愈了许多青少年的颈椎病患者,使其身心都得到了全面的康复。以中药和推拿理疗内外治结合,临床治愈或缓解了许多中老年颈椎病的疑难患者,包括不能手术或手术疗效不好的患者。她还注重对青年推拿技师的培养,教授他们理论知识,安排老师传授技术,从保健养生到治疗颈肩腰腿痛,鼓励他们坚守专业、坚持实践,成长为中医推拿技术的传承人。她培养的多名青年技师获得了西安市社保局举办的2012年按摩竞赛的一、二、三等奖,她本人也被授予优秀组织奖。

（二）结合体质辨识，对老年人后循环缺血的治疗注重扶正

后循环缺血为中老年患者常见慢性病，老年人患虚实夹杂证的特别多，痰湿瘀血为体内的病理产物，其根本还是脏腑虚弱，气血运行无力所致。王静怡在临证中发现，老年眩晕患者兼气虚的比较多见，单用镇眩通络胶囊的效果有时不够理想。在结合中医体质辨识的基础上，她又开发了排毒养生膏滋，调整了镇眩通络胶囊各药的比例，增加了红参、黄芪、桂枝等补气通阳药物，对老年眩晕的患者有气虚、阳虚体质者，疗效明显增加。对有气虚兼夹痰湿瘀血体质的患者，则在冬季服用，作为治未病的一种方法，增强体质，预防心脑血管疾病或者用于缓则治其本，也受到许多患者的欢迎。[5]

发表论文：

[1] 柯尊华,王静怡.颈椎病流行病学及发病机理研究进展[J].颈腰痛,2014,35(1):62-64.

[2] 柯尊华,党博,王静怡,等.青少年颈椎病临床特征、X线特点及诊疗对策探讨[J].中国中医骨伤,2014,22(12):10-12.

[3] 王静怡,余华,刘红艳,等.防葛解痛片治疗风痰阻络型慢性焦虑症疗效观察[J].陕西中医,2012,33(4):438-440.

[4] 柯尊华,王静怡.王静怡教授治疗眩晕临床经验[J].现代中医药,2015,35(4):12-13.

[5] 张选国,王凌,党博,等.王静怡治疗后循环缺血性眩晕经验[J].陕西中医,2015,36(2):216-217.

国家食品药品监督管理局

药物临床试验批件

原始编号：61080005
受理号：CXZL0800004　　　　　　批件号：2009L09879

药物名称	镇眩通络胶囊		
英文名/拉丁名	————		
剂型	胶囊剂	申请事项	新药
规格	每粒重0.33g	注册分类	中药第6类
申请人	西安市中医医院		
审批结论	根据《中华人民共和国药品管理法》及有关规定，经审查，本品符合药品注册的有关要求，批准本品进行临床试验研究。临床试验前注意以下问题： 　　根据本品的处方来源、功效以及临床前的相关背景和研究资料，根据临床实际可行的疗效，在临床前研究资料支持的疾病范围内，结合目前临床试验和药物评价的可行性，充分考虑药物研发的风险，进一步推敲合理性的适应症范围和临床定位，注意适应症范围和临床定位应符合临床实际和药物临床评价的要求，在此基础上，重新撰写临床试验方案。特别注意诊断标准、纳入标准、临床给药方案、疗程、疗效评价指标、观察时点以及疗效评价标准的合理性和公认性。根据需要注意安慰剂对照的合理使用。 　　药品名称改为通络宁眩胶囊，仍然不符合命名原则，建议进一步修改。 　　临床研究期间，建议研究增加专属性的鉴别项目，加强稳定性考察。		
主送	西安市中医医院		
抄送	陕西省食品药品监督管理局，陕西省药品检验所，国家食品药品监督管理局药品审评中心，国家食品药品监督管理局药品安全监管司，国家食品药品监督管理局信息中心		
备注	本项临床试验应当在批准之日起3年内实施。逾期未实施的，本批件自行废止。		

2009年09月09日

证书号 第468025号

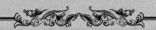

发明专利证书

发 明 名 称：治疗脑供血不足性眩晕和腔梗及高黏血症的口服药物

发 明 人：王静怡

专 利 号：ZL 2006 1 0043035.9

专利申请日：2006 年 6 月 27 日

专 利 权 人：王静怡

授权公告日：2009 年 2 月 4 日

　　本发明经过本局依照中华人民共和国专利法进行审查，决定授予专利权，颁发本证书并在专利登记簿上予以登记。专利权自授权公告之日起生效。

　　本专利的专利权期限为二十年，自申请日起算。专利权人应当依照专利法及其实施细则规定缴纳年费。缴纳本专利年费的期限是每年06月27日前一个月内，未按照规定缴纳年费的，专利权自应当缴纳年费期满之日起终止。

　　专利证书记载专利权登记时的法律状况。专利权的转移、质押、无效、终止、恢复和专利权人的姓名或名称、国籍、地址变更等事项记载在专利登记簿上。

局长　田力普

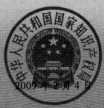

第 1 页（共 1 页）

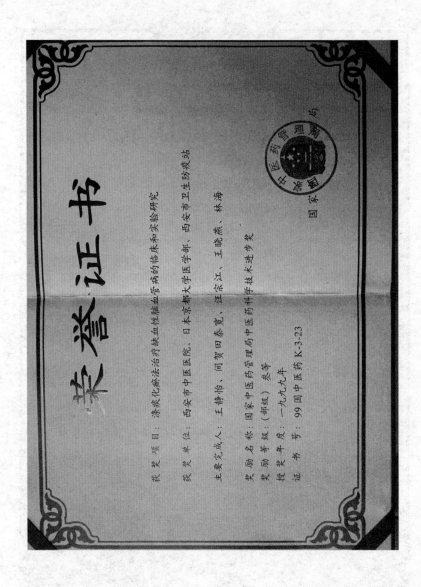

第二节 郁证部分

一、中医郁证理论、诊治的历史沿革

中医古代文献中没有神经衰弱、抑郁之独立病名,但中医对本病早有认识,历代中医文献对这一病症描述很多。结合临床表现,本病一般属于中医学郁病(证)、虚劳、心悸、肾虚、不寐、心肾不交等范畴。按照中医病机学原理,神经衰弱、抑郁的发生与情志、环境、自身因素有关,而情志不畅,气机郁滞为发病的根本原因。情郁志结,致肝木失疏泄之职,气机失畅,进而血瘀、痰结、湿蕴、伏火、食滞随之而发,交相为患,呈现多种临床表现。病位多责之肝、脾、心,侧重点不尽相同。

1991年中国中西医结合精神学会修订了神经衰弱的中西医结合辨证分型,分为肝郁化火、肝郁脾虚、心脾两虚、肝肾阴虚、脾肾阳虚5型,每型又分为躯体症状和精神症状2个部分。检索近年文献报道和资料,多数专家对于本病的中医辨证分型多从肝失疏泄、脾失运化及多脏腑功能失调从而导致气滞、痰湿,瘀血等阻滞立论,临床治疗方面多以舒肝健脾、理气解郁、祛瘀化痰、滋阴养心、滋补肾气等为法。传统多选逍遥丸、归脾丸、温胆汤、柴胡疏肝散、天王补心丹、甘麦大枣汤、解郁安神汤等方剂加减化裁运用。中成药物有天王补心丹、养血安神糖浆,新近开发的中成药如强力天麻杜仲胶囊、神衰果素片、安神补脑液、刺五加片、解郁安神胶囊等,虽然有一定的疗效,但起效缓慢,疗程较长,症状易于反复。

二、1996～2000年对神经衰弱的研究

自1996年起,王静怡带领她的团队(王静怡、林海、王晓燕、刘冬霞、查鹏洲、荣培红、王君乐、杨琳)开展了"系列中药辨证、分时段

治疗神经衰弱的临床及实验研究",获得了陕西省中医药管理局重点资助,经过4年的努力,按计划完成了预期的临床和实验研究。

(一)临床研究

1. 探讨中医证型和心理测验量表的相关性

1991年中国中西医结合精神学会修订了神经症的中西医结合辨证分型,将神经症分为5型,但神经症包括8种疾病,单纯用于神经衰弱似有不适之处,而中医对神经衰弱的辨证分型种类较多,均根据中医症征舌脉而来,缺乏量化、客观指标,故有必要对神经衰弱的辨证分型进行研究。从1996年起,王静怡团队尝试应用SCL-90症状自评量表和焦虑自评量表(SAS)、抑郁自评量表(SDS)对345例神经衰弱患者进行心理评定,探索上述量表测定值与中医辨证分型的关系。

将神经衰弱的证候分为虚、实两大类,结果虚证、实证SCL-90的躯体化、强迫症状、人际敏感、抑郁、焦虑、敌对、恐怖、偏执、精神病性、其他(主要是睡眠障碍)十因子分、阳性项目数、阳性均分以及SAS、SDS的评分,分别与金华等1388例SCL-90常模组、吴文源等1158例SAS常模组、王春芹等1340例SDS常模组相比,均有非常显著差异($P < 0.01$)。SCL-90评分在$0.55 \sim 0.59$之间,表明神经衰弱诊断的可信度较好。实证SCL-90中焦虑评分明显高于正常并高于自身抑郁评分,SAS也增高,同时临床征症具备6项以上。虚证SCL-90中抑郁评分明显高于正常并高于自身焦虑评分,SDS也增高,同时临床征症具备6项以上。以上表明三量表与神经衰弱的中医辨证分型有良好的相关性,是具有可行性的量化、客观化的指标。

因神经衰弱病程均在3个月以上,缠绵难愈;实证又具有头重如裹,项背强痛,多汗等湿证的表现;同时,其情绪的多变又具有风的特点。病位虽在脑,但在脑之络脉,而未入脏腑;结合舌脉,将证型定为风痰阻络型。脑为元神之府,长期主司失调,致五脏虚损,神经衰弱的少寐多梦,疲乏无力,少气懒言等为一派气虚征象,而忧伤易悲,潮热汗出,心悸等为阴虚的表现,结合舌脉,我们将证型定为气阴两虚。无论虚证、实证,睡眠障碍因子分(其他项)均明显增高,反映了睡眠障碍往往是患者就诊的主要痛苦,我们认为:睡眠障碍只是患者心理和生理功能紊乱的主要症状之一,其素质、躯体、心理、社会和环境等诸多因素,患者往往并不自知,医生仅凭患者自诉症状和舌脉辨证,尚嫌信息量太少,难以进行深入细致的因人因病施治,将辨证和心理测验相结合,可以全方位地反映患者疾病的特点。施以分时段治疗,可以达到整体调整,治愈疾病的目的。[1]

2. 系列中药辨证分时段治疗神经衰弱

王静怡主任医师以神经衰弱患者为临床研究对象,1996 年做了 30 例小结,用自拟中医汤药,中西合药辨证分时段进行治疗,取得了较满意的效果。在此基础上,逐步筛选出系列药物,完成了益气敛阴片、防葛解痛片、枣安胶囊的组方和初步制药工艺的研究。

(1)方法:对患者进行中医辨证分型和心理测验量表的评定,将虚实两组各随机分为治疗组、对照组进行治疗(治疗组 285 例、对照组 60 例)。治疗组:虚证组(气阴两虚型 134 例)白天给予益气敛阴片 4 片,每日 3 次;实证组(风痰阻络型 151 例)白天给予防葛解痛片 4 片,每日 3 次。夜间均给予枣安胶囊 2 ~ 4 粒。对照组(共 60 例)均服用强力天麻杜仲胶囊(贵州宏宇药业有限公司生产)2 粒,每日 3 次,疗程 3 周。3 周后复查中医症状评分及心理测验。

(2)结果:

1)总疗效:两组间的显效率和总有效率均有显著差异($X^2 = 22.39$,$P < 0.01$)。治疗组明显优于对照组。

2)中医症状评分结果:虚证两组症状的积分下降对比有显著差异($P < 0.01$),尤其治疗组的少寐多梦,疲乏无力,忧伤易悲,少气懒言,头昏心悸,注意力下降,记忆力衰退等症状改善明显;穷思竭虑,月经失调或早泄、阳萎症状的改善无显著差异;实证两组症状的积

分下降对比有显著差异（$P < 0.01$），尤其治疗组的少寐多梦、焦虑不安、烦躁易怒、头重如裹、颈项强几几、心慌恐惧、反复动作等症状改善明显；多汗尿频，月经失调症状的改善无显著差异。说明治疗组中医症状改善率明显优于对照组。

3）心理测验结果：观察 SCL - 90 之阳性项目数及阳性症状均分、SAS 均分、SDS 均分的差异，治疗组的上述 4 类评分在治疗前后均有显著差异（$P < 0.01$），且治疗组治疗后上述 4 类的评分分别与各自常模组比较无显著差异（$P > 0.05$）。而对照组的上述 4 类评分在治疗前后虽有显著差异（$P < 0.05$），但其治疗后上述 4 类的评分分别与各自常模组比较仍有显著差异（$P < 0.05$）。说明治疗组 SCL - 90、SAS、SDS 的改善明显优于对照组。[2]

3. 讨论

对气阴两虚型患者，白天给予益气敛阴片以益气敛阴、养心解郁，对风痰阻络型患者，白天给予防葛解痛片以祛风除湿、通络止痛，夜间均给予枣安胶囊以镇静安神，改善睡眠。提高患者白天生活质量，打断夜间恶性循环。帮助患者建立睡眠觉醒周期，是辨证分时段治疗的精髓。

（二）实验研究

在西安交通大学医学院药学系李凤源团队完成了药理实验。

1. 急性毒性实验

益气敛阴片对 ICR 品系小鼠灌胃给药的最大耐受量为 48g/kg，以体重计相当于临床人用量的 960 倍。防葛解痛片对 ICR 品系小鼠灌胃给药的最大耐受量为 39.6g/kg，以体重计相当于临床人用量的 526 倍。枣安胶囊对 ICR 品系小鼠灌胃给药的最大耐受量为 42g/kg，以体重计相当于临床人用量的 2470 倍。对人应是安全的。

2. 防葛解痛片的药效学研究

采用健康 ICR 品系小鼠 190 只，分别用热板法、攀网法、爬梯法，证明了防葛解痛片确切的抗焦虑、镇痛作用。未观察到有肌肉松弛作用。

3. 益气敛阴片的药效学研究

采用健康 ICR 品系小鼠 300 只,分别用游泳法、避暗法、尾悬法、爬梯法、敞箱法,证明了益气敛阴片确切的抗抑郁、抗记忆障碍、抗焦虑作用。

4. 枣安胶囊的药效学研究

采用健康 ICR 品系小鼠 135 只,证明了枣安胶囊确切的镇静作用及在一定程度上克服了安定类药物的成瘾性。

(三)小结

此项研究在当时的创新点:

(1)对神经衰弱的中医分型观点和分时段治疗,具有新颖性、先进性。

(2)应用心理测验量表(SCL - 90、SDS、SAS)对神经衰弱患者进行评定,并与中医辨证分型结合,找出了二者之间的相关性规律。具有新颖性、先进性。

(3)在实验中采用逍遥丸作为对照组,发表的逍遥丸抗焦虑、抗抑郁作用的论文,也处于当时的领先水平[3]。

本课题历时 4 年,获得西安市 2001 年度科技进步奖二等奖。

发表论文:

[1] 王静怡,林海,王晓燕,等.心理测验和神经衰弱辨证分型关系探讨[J].中医杂志,2001,42(5):127.

[2] 林海,王静怡,刘冬霞,等. 辨证、分时段治疗神经衰弱 345 例[J].陕西中医学院学报,2001,24(1):18.

[3] 王静怡,石玉郡,查鹏洲,等.逍遥散的药理研究[J].中国医院药学,2002,22(8):489.

三、养心开郁片治疗中－轻度抑郁症的研究

随着 21 世纪的到来,神经精神学科对神经衰弱、抑郁症、焦虑症的认识也逐步加深,既往被认为是神经衰弱的患者,被中－轻度抑郁、焦虑症所代替。根据 WTO 的资料,全球抑郁症的发病率为11%,是一种严重危害人类身心健康的常见疾病,它具有高患病率、高复发率、高致残率和疾病负担重等特点。其发病的机理也逐渐被认识。主要有神经递质假说和神经内分泌功能紊乱假说。在治疗方面除了心理疗法外,药物治疗多使用选择性 5－羟色胺重吸收抑制剂、三环类抗郁剂、单胺氧化酶抑制剂,以及非典型抗抑郁剂等。中药的开发尚处在起步阶段,未见到系统的研究。

王静怡敏锐地抓住了中医研究的契机,带领西安市中医医院脑病科的团队,获得西安市社会发展攻关项目(2006GG06161)、陕西省科技厅社会发展攻关项目(2008K10－01)的支持,在神经衰弱研究成果的基础上,进一步深入开展了养心开郁片治疗中－轻度抑郁症的研究。

(一)组方思路

根据 ICD－10 对抑郁症的描述,最典型的症状是心境低落、兴趣和愉快感丧失、导致劳累感增加和活动减少的精力降低。另外常见的症状还有稍做事情即觉明显的倦怠。经过多年的临床观察,王静怡认为中－轻度抑郁症的辨证应以虚证为纲,最常见的证型是心脾气阴两虚,兼有心火上炎。根据多年的临床经验总结,王静怡改进了益气敛阴片,发明了养心开郁片。由红参、黄芪、五味子、贯叶连翘组成,功效为益气养心、敛阴清火。君药红参,甘、微苦、微温,入心、肺、脾经。有补气生津,安神益智等功效。同为君药黄芪,甘、微温,入脾、肺经,擅长补气升阳,固表止汗。红参、黄芪协同作用,补益心脾之气,治疗忧伤郁闷、少寐多梦、倦怠乏力、淡漠无欲等主症。

臣药五味子,酸、甘、温,入肺、心、肾经,有补益心肾,生津敛汗,宁心安神等功效。协同红参酸甘敛阴,针对潮热汗出、阳痿早泄、月经失调等症。佐药贯叶连翘,辛、寒,归肝经,功效疏肝解郁,清热利湿,用于肝气郁结、情志不畅、心胸郁闷之心烦心悸、少寐多梦等症。四药合用,共奏益气养心、敛阴清火之效。从 2001 年起,养心开郁片作为院内制剂使用至今。

(二)实验研究

由北京中医药大学中药学院药理系主任孙建宁教授团队完成。

1. 方法

(1)动物模型:

1)采用大鼠慢性轻度不可预见性的应激模型加孤养,参照文献并略加改进。造模的同时灌胃给药,每日 1 次,连续给药 28d。空白对照组、模型组、盐酸氟西汀组以及养心开郁片高、中、低剂量组(1500mg/kg,750mg/kg,375mg/kg)各 2 组,分别进行实验。

2)小鼠分高、中、低剂量组(1500mg/kg,750mg/kg,375mg/kg)分别喂药。

(2)实验方法:

1)模型大鼠 1% 蔗糖水偏嗜度测定。

2)模型大鼠 Morris 水迷宫实验。

3)模型大鼠空间搜索试验。

4)模型大鼠海马单胺神经递质含量测定。

5)小鼠高架十字迷宫实验。

2. 结果

(1)养心开郁片能明显提高大鼠的食欲和快乐体验能力及兴趣,提高其好奇心及活动。

(2)养心开郁片能提高大鼠的记忆获得和记忆保持能力。

(3)养心开郁片能明显增加模型大鼠脑内 5 – HT 和 NE 的含

量,表明其抗抑郁的作用机制可能与抑制 5 – HT 和 NE 再摄取有关。[1-2]

以上作用与氟西汀相当。

(4)养心开郁片有一定的抗焦虑作用,其作用与地西泮相当。[3]

(三)临床研究

采用随机、对照、分时段给药的方案进行非劣效性临床研究。

1. 资料与方法

(1)病例选择:

依据 ICD – 10 中 – 轻度抑郁症的症状、病程诊断标准,采用 HAMD – 17 抑郁量表,17 ~ 24 分为入选标准。中医辨证属气阴两虚型,年龄 18 ~ 75 岁,文化程度初中以上。

2006 ~ 2009 年符合纳入标准的病人共 135 例,采用随机对照原则分为 2 组:养心开郁片组(治疗组)90 例,盐酸氟西汀组(对照组)45 例, 2 组 HAMD – 17 提示中 – 轻度抑郁。2 组患者在性别、年龄、抑郁症状严重程度方面无统计学差异。

(2)方法:

1)服药方法:养心开郁片组,每日 3 次,每次 4 片;盐酸氟西汀组,每日 1 次,每次 1 片,上午服用;夜间睡前 30min,2 组均给予枣安胶囊 2 ~ 4 粒,治疗 6 周。

2)观察指标:心理测验包括 HAMD – 17 抑郁量表、SCL – 90 症状自评量表、抑郁自评量表(SDS)、焦虑自评量表(SAS)。中医症状评分量表。

以上均用药前及第 2、第 6 周末分别进行 3 次。

3)安全性指标:用药前及第 6 周末分别进行血常规、尿常规、粪常规、肝肾功能检查。

4)抗抑郁药副反应量表(SERS):在第 6 周末进行测评。

(3)结果:

1）总有效率:治疗组 85.55%;对照组 86.67%。两组比较无显著性差异($P > 0.05$)。

2）HAMD-17 评分结果:2 组服药 2 周后与基线比较均有统计学差异($P < 0.05$),服药 6 周后与基线比较有显著性差异($P < 0.01$)。在基线和随诊的各个评估时间点进行 HAMD 评分,2 组间比较均无统计学差异($P > 0.05$)。

3）心理自评量表评分结果:

服药 2 周后 2 组 SCL-90 阳性项目数、阳性症状均分与用药前比较有统计学差异($P < 0.05$)。服药 6 周后治疗组 2 项均有统计学差异($P < 0.05$);对照组阳性项目数有显著性差异($P < 0.01$),阳性症状均分有统计学差异($P < 0.05$)。

服药 2 周后,治疗组 SDS 评分、SAS 评分较用药前有统计学差异($P < 0.05$)。对照组 SDS 评分有显著性差异($P < 0.01$),SAS 无统计学差异。服药 6 周后,治疗组 SDS、SAS 评分均有显著性差异($P < 0.01$);对照组 SDS 评分有显著性差异($P < 0.01$),SAS 评分有统计学差异($P < 0.05$)。

服药 6 周后 2 组间 SCL-90 阳性项目数、阳性症状均分、SDS 评分比较无差异($P > 0.05$),SAS 评分治疗组优于对照组($P < 0.05$)。

4）中医症状评分结果:2 组用药前评分无显著性差异($P > 0.05$)。服药 2 周后 2 组评分均有所改善($P < 0.05$)。服药 6 周后 2 组评分改善较 2 周时明显($P < 0.05 \sim 0.01$);其中治疗组少寐多梦、心烦心悸改善明显,对照组忧伤郁闷、淡漠无欲改善明显。

5）抗抑郁药副反应量表(SERS)评定结果:服药 6 周后,2 组总的不良反应率分别为 13.3% 和 17.7%,无统计学差异。

6）临床安全性:2 组实验室检查(血常规、尿常规、粪常规、肝肾功能)在服药 6 周后未发现明显异常病例。

本组临床观察结果提示,养心开郁片有减轻中-轻度抑郁症患者抑郁症状的作用,于服药 2 周后起效。服药 6 周后,症状和他评、自评心理测验量表均改善明显，与盐酸氟西汀相当。从中医症状及SAS 评分观察，有一定的抗焦虑作用，未发现有明显副作用。[4]

四、养心开郁片的研制

2011 年，王静怡团队（王静怡、白吉庆、林海、王凌、王晓燕、李芳、王小平、路波、岳宝森）中标陕西省科技统筹创新工程计划项目（2011KTCQ03 –01），按照六类新药的标准，对养心开郁片做进一步研究。

（一）研究内容

(1)养心开郁片制备工艺、质量标准、稳定性、药理学研究。

(2)养心开郁片的主要药效学及机理研究。

(3)养心开郁片其他药效学及机理研究。

(4)急慢性毒理学研究。

（二）研究结果

经过 3 年的实验研究，完成了养心开郁片的生产工艺、质量标准、主要药效学、急性毒性试验、长期毒性试验等主要研究项目。

1. 生产工艺

采取正交试验法，以黄芪甲苷和出膏率为评价指标，确定最佳提取工艺条件。经三批验证，结果产品质量稳定，可为大生产提供理论依据。采用 L9(34)正交设计试验对该制剂的水提醇沉工艺进行优选，确保养心开郁片的质量和疗效。最终确定养心开郁片的醇沉工艺为：药液浓缩至相对密度为 1.10 ~ 1.20(60℃测)，加醇使含醇量达 60%，静置24h。验证试验表明，该工艺稳定可行，为该制剂的进一步研究开发利用奠定了扎实的实验基础。醇沉精制后，除去了药材中较多的杂质，减少了给药剂量，提高了药物的稳定性。[5 –6]

2. 质量标准

对养心开郁片的质量标准进行了定性和定量研究，制订了制剂处方中的红参和黄芪的薄层鉴别,同时建立了制剂中黄芪甲苷的高效液相色谱－蒸发光散射含量测定方法。对养心开郁片中的红参、黄芪药材进行的薄层色谱鉴别结果斑点集中,层次清晰,稳定可靠,具有可操作性。此外,本试验建立了黄芪甲苷的含量测定方法,并对其进行了方法学验证考察,结果表明,该方法快捷、简便,重现性好,精密度高。为养心开郁片质量标准的制订提供了可靠的依据。[7]

3. 主要药效学及机理探讨

(1)观察养心开郁片对慢性应激抑郁模型大鼠行为的影响。结果表明,养心开郁片可以降低大鼠的紧张恐惧状态,提高动物快感,提高大鼠的记忆获得和记忆保持能力。证明其具有良好的抗抑郁效果,大剂量组与路优泰效果相当。本实验重复出与2010年由北京中医药大学药学院所做同样实验的药效学结果,但对照药物不同。

(2)采用利血平所致小鼠抑郁模型,小鼠在灌胃养心开郁片一段时间后,使利血平引起的运动不能、眼睑下垂及体温下降症状均得到改善,表明养心开郁片有明显的抗抑郁作用,其机制仍然与影响神经系统儿茶酚胺的代谢有关。

(3)采用急性应激所致动物绝望行为模型,养心开郁片大剂量组与模型对照组比较,悬尾不动时间显著减小;游泳不动时间显著减少。表明养心开郁片有明显的抗急性抑郁作用。

(4)采用五－羟色胺酸诱导的小鼠甩头行为模型,养心开郁片大剂量组较模型对照组小鼠甩头潜伏期明显缩短($P < 0.01$),甩头次数显著增加($P < 0.01$)。说明养心开郁片能增强脑内5－HT神经系统功能。

4. 其他药效学及机理探讨

(1)观察对小鼠自主活动的影响,养心开郁片小、中、大剂量组与模型对照组比较,对小鼠自主活动无明显影响。说明养心开郁片对中枢神经系统无明显兴奋或抑制作用。

（2）养心开郁片大剂量组较空白对照组小鼠负重游泳时间明显延长（$P < 0.05$）。说明养心开郁片有抗疲劳作用。其含有的红参、黄芪均为大补元气类药，其效果是否与抗抑郁的机制有关，有待探讨。

（3）慢性应激模型组大鼠血清血液白介素 - 6（IL - 6）、肿瘤坏死因子 - α（TNF - α）水平较空白对照组均显著升高（$P < 0.05$），与抑郁症患者血清 IL - 6、TNF - α 升高的"细胞因子假说"相符。路优泰对照组较模型对照组 IL - 6、TNF - α 含量明显降低（$P < 0.05$）；养心开郁片大剂量组也较模型对照组 IL - 6、TNF - α 含量明显降低（$P < 0.05$）。说明养心开郁片有抗炎性损伤作用。其抗抑郁的作用，有可能与调节免疫功能有关。[8-10]

5. 毒理研究

（1）急性毒性试验：以最大浓度，最大给药体积，测得养心开郁片的最大给药剂量为 302.4g 生药/kg，此剂量相当于拟推荐人常用量的 900 倍。整个实验期间未见动物死亡。

（2）长期毒性试验：给予 SD 大鼠 12.6g 生药/kg、25.2g 生药/kg和 50.4g 生药/kg 养心开郁片流浸膏连续灌胃 6 个月，动物生长发育良好、体重增长，摄食量、自主活动和行为活动正常，各组与对照组比较无显著差异；给药 3 个月、6 个月及恢复期检测各组动物血液学、血液生化学指标、脏器重量及脏器系数均在正常范围内，与空白对照组比较无显著性差异；给药 3 个月、6 个月及恢复期病理切片检查，结果表明养心开郁片对大鼠各脏器无病理性损伤作用。提示：养心开郁片灌胃给予大鼠 6 个月，大鼠无毒反应剂量为 50.4g 生药/（kg·d）。

以上课题于 2016 年结题。

（三）总结

从 2001 年开始中药治疗中 - 轻度抑郁症的探讨，历时 15 年，开发出新药养心开郁片。该药在当时具有益气养心、敛阴清火治则和组方的创新性。将 HAMD – 17、SCL – 90、SDS、SAS 4 种量表与中医辨证相结合评定疗效;用 SERS 量表观察中药副作用均为首创。养心开郁片于 2012 年获得国家专利(专利号 ZL. 2011. 1. 0024716. 1)。共发表论文 10 篇,获得陕西省科研成果 2 项(成果登记号分别为 9612011Y0450,9612011Y0451),获 2011 年度陕西省科技进步三等奖。研制的结果基本达到申报国家六类新药临床试验前的标准。

发表论文:

[1] 王晓燕,孙建宁,王静怡,等.养心开郁片对抑郁症模型大鼠行为活动的影响[J].中国实验方剂学,2011,20(17):169 – 172.

[2] 吕富荣,盖海云,王静怡,等.养心开郁片对慢性应激抑郁模型大鼠行为和脑内 5 – HT、NE 的影响[J].陕西中医,2011,3(32):365 – 367.

[3] 王开娜,刘岗,王静怡,等.养心开郁片对小鼠焦虑模型行为学的影响[J].现代中医药,2011,2(31):56 – 57.

[4] 林海,王静怡,王晓燕,等.养心开郁片治疗中 – 轻度抑郁症 90 例临床观察[J].世界中医药,2011,3(6):201 – 203.

[5] 王凌,白吉庆,李芳,等.正交实验法优选养心开郁片的水提取工艺[J].陕西中医,2013,34(12):1666 – 1667.

[6] 陈伟铭,窦建卫,王静怡,等.正交试验优选养心开郁片醇沉工艺[J].陕西中医,2015,36(1):109 – 111.

[7] 李芳,王静怡,林海,等.养心开郁片质量标准研究[J].西北药学,2013,8(5):469 – 471.

[8] 王静怡,窦建卫,白吉庆,等.养心开郁片抗疲劳抗炎作用研究[J].贵阳中医学院学报,2016,38(1):26 – 28.

[9] 窦建卫,王晓燕,王静怡,等.养心开郁片对利血平所致抑郁动物模型的影响[J].广西中医药,2016,38(6):72 – 76.

[10] 林海,路波,王静怡,等.养心开郁片对小鼠抑郁模型的影响[J].现代中医药,2011,31(2):56-57.

五、对中-轻度焦虑症的研究

(一)创制防葛解痛片

2001 年在对神经衰弱的研究中,发现神经衰弱实证的表现,其情感体验丰富、高涨,具有多动、烦躁、紧张、易怒、不安等特征,故焦虑因子分明显增高。因神经衰弱病程均在 3 个月以上,缠绵难愈;实证又具有头重如裹,项背强几几,多汗等湿证的表现;同时,其情绪的多变具有风的特点。病位虽在脑,但在脑之络脉,而未入脏腑;结合舌脉,证型定为风痰阻络较为合适。根据对神经衰弱实证的认识,王静怡发明了防葛解痛片,从 2001 年起作为医院内部制剂使用。由汉防己、葛根、白芷、川芎、细辛等药组成,具有散寒祛湿、解肌止痛的功效。方中汉防己、葛根共为君药,汉防己利水消肿、祛风止痛,善祛一身皮里膜外之痰;葛根发表解肌,升阳生津,善治头颈强痛;二者入脾、胃、肺、肾、膀胱诸经,合奏祛风除湿、解肌止痛之效。细辛、白芷为臣药,发表散寒、祛痰止痛,不仅能发散在表的风寒,也能托出入里之寒邪,并有白芷诸味头项引经之药相助,使风痰之邪祛,脑心络脉安。脑安神定,焦虑之症自除。川芎为佐药,活血行气,祛风止痛;入肝、胆、心包经,可"上行头目,下行血海",取其"治风先治血,血行风自灭"之效。主要用于焦虑症,肌紧张性头痛,颈椎病及肩周炎等。初步药理实验结果表明防葛解痛片有抗焦虑、镇痛作用,但未观察到肌肉松弛作用。[1]

在对神经衰弱的认识深入之后,王静怡主要把防葛解痛片用在治疗慢性焦虑症和各种内科疾病伴有焦虑状态的患者身上。通过 60 例,以丹栀逍遥胶囊为对照的临床观察,表明防葛解痛片治疗轻-中度广泛性焦虑(风痰阻络型)效果明显,未发现副作用。

（二）改进成为葛根解肌胶囊（曾用名解肌舒心丸）

王静怡在多年治疗焦虑症的经验基础上，改进了防葛解痛片，一是加强了对神志的干预，二是增加了通络引经的药物。功效为疏风祛痰、解肌止痛、安神舒心，疏解肌肉拘挛疼痛，舒缓心境焦虑紧张。由葛根、远志、细辛、川芎、桂枝、白芍、全虫等11味中药组成，葛根、远志为君药，葛根发表解肌、升阳生津，善治头颈强痛；远志安神定志、祛痰开窍，消肿止痛；二者入脾、胃、心、肺、肾诸经，合奏疏风祛痰、解肌止痛、安神舒心之主效。细辛、川芎为臣药，细辛发表散寒、祛痰止痛，不仅能发散在表的风寒，也能托出入里之寒邪；川芎活血行气，祛风止痛；入肝、胆、心包经，可"上行头目，下行血海"，取其"治风先治血，血行风自灭"之效。桂枝、白芍为佐药，调和营卫，疏通络脉；葛根、白芍又可生津敛阴，缓诸辛散药之弊。并有诸味头项引经之药相助，使风痰之邪祛，脑心络脉安。脑安神定，焦虑之症自除。全虫为使药，取其搜剔之功，使诸药达络脉发挥疗效。主要用于中－轻度焦虑症有失眠、头颈部症状明显、颈椎病、肌紧张性头痛的患者。

（三）创制白栀和肝丸

王静怡主任医师针对临床常见的肝气郁结或肝郁化火型的焦虑症或抑郁症伴有焦虑的患者，又在学习古方和多年自身临床实践中总结，创制了白栀和肝丸，以丹栀逍遥散合柴胡加龙骨牡蛎汤化裁，用于焦虑症、妇女更年期综合征、抑郁症伴焦虑之肝郁化热型。功效清肝除烦、柔肝解郁。主治心烦易怒，胸胁苦满，失眠多梦，潮热汗出，头痛目眩，神疲食少，口干便秘等症。曾以科研药品在临床应用，效果良好。

发表论文

王静怡,余华,刘红艳,等.防葛解痛片治疗风痰阻络型慢性焦虑症疗效观察[J].陕西中医,2012,33(4):438-440.

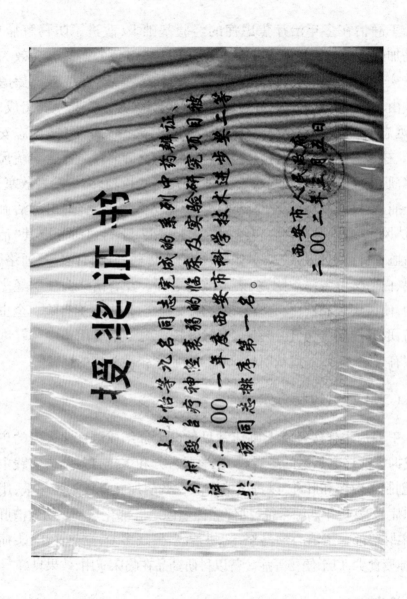

证书号第893153号

发 明 专 利 证 书

发 明 名 称：治疗抑郁症的口服药物

发 明 人：王静怡

专 利 号：ZL 2011 1 0024716.1

专利申请日：2011 年 01 月 21 日

专 利 权 人：王静怡

授权公告日：2012 年 01 月 11 日

  本发明经过本局依照中华人民共和国专利法进行审查，决定授予专利权，颁发本证书并在专利登记簿上予以登记。专利权自授权公告之日起生效。

  本专利的专利权期限为二十年，自申请日起算。专利权人应当依照专利法及其实施细则规定缴纳年费。本专利的年费应当在每年 01 月 21 日前缴纳。未按照规定缴纳年费的，专利权自应当缴纳年费期满之日起终止。

  专利证书记载专利权登记时的法律状况。专利权的转移、质押、无效、终止、恢复和专利权人的姓名或名称、国籍、地址变更等事项记载在专利登记簿上。

局长 田力普

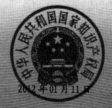

2012 年 01 月 11 日

第 1 页（共 1 页）

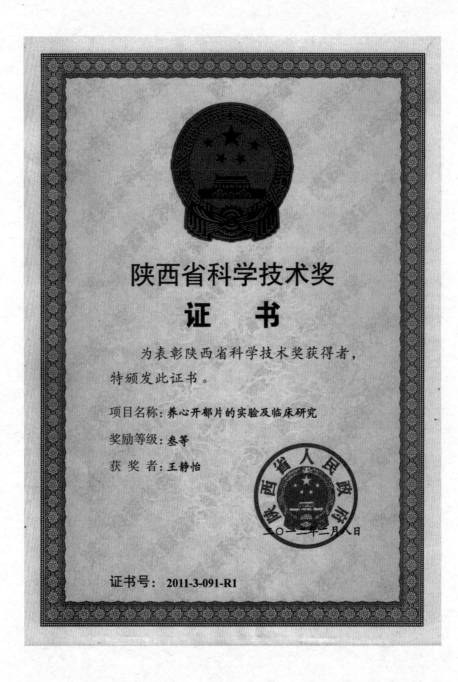

第三节 脑出血部分

王静怡主任医师带领她的团队(王静怡、王晓燕、杨琳、林海、吕富荣、查鹏洲、荣培红),2002 年争取了西安市科学技术委员会的支持,利用 3 年的时间,进行了清热祛瘀法并早期脑超声治疗脑出血的临床及实验研究。

一、20 世纪 90 年代初的立项背景

脑出血是一种常见病、多发病,具有高发病率、高死亡率、高致残率及高复发率的 4 大特点,给社会、家庭及个人带来了严重的危害和沉重的经济负担。因此,本病急性期的治疗尤为关键,对于减轻病残程度,减少并发症,降低死亡率有重要意义。虽然诸多学者在中西医的治疗方法上进行了许多探索,但至今疗效不理想。

(一)中医进展

脑出血的中医病因有邪热、痰浊、血瘀、肝阳、内风等诸多因素。病理变化为气血逆乱上犯于脑,致血溢脉外而形成血肿,即所谓"离经之血是为瘀血"。故血瘀证应是脑出血的基础病机,同时因瘀致热毒、痰浊等病理产物。多数学者认为脑出血是多因素相互作用的结果,急性期以肝阳、痰热、血瘀共同为患较多见,因此,将清热解毒、醒脑开窍同活血化瘀法相结合用于脑出血的治疗已较多见。清热解毒、醒脑开窍法的代表药物清开灵注射液,为王永炎院士首先用于脑出血的。10 余年来,临床报道较多且效果显著。

活血化瘀法成为近几年脑出血治疗的一个热点,现代药理学认为活血化瘀药具有改善微循环、降低毛细血管通透性、加速纤维蛋白原溶解,从而加速颅内血肿的吸收及脑水肿的消除,有利于神经

功能的恢复。但活血化瘀药的选择多采用口服的汤剂及丸剂,方剂较多用的有大黄蛰虫丸、补阳还五汤、桃红四物汤等,并多用于急性期过后。脑出血急性期使用活血化瘀静脉制剂在我们开题时尚未见报道,当年仅检索到1篇丹参注射液的文章。

(二)前期工作

王静怡主任医师从1992年起,在临床上探索用中药合并脑超声的方法治愈数例慢性硬膜下、外血肿,皆因患者不愿手术而求治。年龄36~70岁,血肿量30~80mL,均临床痊愈,未留后遗症。最典型的案例是一位9岁的女孩,因手术造成反复亚急性硬膜下、外血肿,血肿量达239.6mL,经王静怡的精心治疗,血肿完全吸收,患儿完全恢复正常(见临床病案)[1]。受此启发,王静怡将这个方案用于脑出血患者,也取得了较好的临床疗效,因此萌发了进一步研究的想法。她选用了静脉制剂——脉络宁注射液,由玄参、牛膝等药组成,具有凉血祛瘀、引血下行的功效,发病后第1~3d与清开灵注射液配合,共奏清热祛瘀之效。

国内有关超声波治疗脑血管病的临床报道较多,但多用于恢复期之后,治疗急性脑出血尚未见文献报道。其机理虽然尚未完全明了,但初步认为与其温热、机械以及理化效应等有关。

本研究试图应用临床随机、对照的方法,通过对脑出血患者治疗前后的综合疗效、神经功能缺损评分、头颅CT血肿面积等指标的观察,对用清热醒脑开窍、活血化瘀的中药(清开灵、脉络宁注射液)并早期应用脑超声的三联治疗方案得出一个客观的临床评价。通过对家兔脑出血模型的实验观察,从死亡率、神经系统体征、脑指数、血肿面积、脑含水量、组织病理学6个方面,证实三联方案的疗效及早期使用活血化瘀药和脑超声治疗的安全性。为中等量以下急性脑出血及各种颅内血肿的治疗提供一个疗效较优、无创、便于推广且价格合理的治疗方案。

二、临床研究

(一)目的

探索一种优于单一中药疗法的,治疗中等量以下急性脑出血及各种颅内血肿的治疗方案。

(二)方案

1.诊断标准

(1)西医诊断:高血压脑出血诊断标准采用第四次全国脑血管病学术会议修订标准。

(2)中医诊断:采用国家中医药管理局中医脑病急症协作组制订的中风病诊断与疗效评定标准。

2.病例选择

(1)纳入标准:

1)30mL 以内的急性脑内大灶性出血,或 30mL 以上出血拒绝手术治疗者。

2)颅内出血停止,病情稳定者。

3)慢性、亚急性硬膜下、外血肿,不愿手术的患者。

4)年龄:18~80 岁。

(2)排除标准:

1)凝血功能障碍。

2)急性外伤性脑出血。

3)中 – 大量脑出血（出血量 >40mL)脑疝形成者。

3.分组

(1)脑出血治疗组60 例,男35 例,女25 例;年龄38~80 岁,平均(59±7)岁;其中基底节区出血30 例,脑叶出血9 例,丘脑出血10

例,小脑出血1例,脑干出血1例,内囊出血2例,外囊出血7例。

(2)脑出血对照组30例,男19例,女11例;年龄37~78岁,平均(58±8)岁;基底节区出血14例,脑叶出血3例,丘脑出血7例,脑干出血1例,内囊出血1例,外囊出血4例。

(3)慢性、亚急性硬膜下、外血肿组:15例患者皆为治疗组,男9例,女6例;最大年龄89岁,最小年龄21岁;最大出血量120mL,最小出血量40 mL。因本组病例少,只做治疗观察,未做对照、统计分析。

4.治疗方案

(1)所有病例均采用常规治疗,如20%甘露醇快速静脉点滴,1~3次/d,控制血压;同时加用清开灵注射液40mL静脉点滴,2次/d。

(2)脑出血治疗组及血肿组在血液流变学指标、血小板计数不低于正常的情况下,脑出血量<20mL者于住院第1d开始静脉滴注脉络宁注射液20mL,每日1~2次;出血量20~40mL、有轻度烦躁及嗜睡者,于发病后第3d病情稳定时给予脉络宁注射液20mL,每日1~2次。

(3)脑出血治疗组及血肿组在生命体征平稳条件下,于发病后第3~5d开始应用脑超声治疗,根据血肿的不同部位,确定第3支探头位置,占空比1:9,治疗时间30min,每日1~2次。

5.观察指标

(1)神经功能缺损评分:于发病当日及治疗后20d按全国脑血管病第四次学术会议制订的脑卒中患者临床神经功能缺损程度评分标准进行神经功能评分。

(2)发病当日及治疗后20d头颅CT检查,按多田公式计算出血量。

(3)观察时间20d。

6. 疗效评定

(1)基本痊愈:神经功能缺损评分减少91%~100%,病残程度为0级。

(2)显著进步:神经功能缺损评分减少45%~90%,病残程度1~2级。

(3)进步:神经功能缺损评分减少18%~45%。

(4)无变化:神经功能缺损评分减少17%以下。

(5)恶化:神经功能缺损评分增加18%以上。

7. 统计学方法

采用 t 检验及 χ^2 检验。

(三)结果

90例脑出血急性期患者结果如下:

(1)总有效率:治疗组总有效率91.7%,较对照组(73.3%)有非常显著性差异($P<0.01$)。

(2)神经功能缺损评分:两组用药后20d神经功能缺损评分均减少,两组比较有非常显著性差异($P<0.01$)。

(3)血肿吸收比较:治疗前及治疗20d后头颅CT结果提示,两组血肿吸收量比较有显著性差异($P<0.05$)。

(四)结论

观察表明,清开灵合脉络宁注射液加脑超声治疗中等量脑出血,疗效优于单纯清开灵组,且急性期应用脉络宁注射液和脑超声治疗是安全的。[2]

三、实验研究

由西安交通大学医学院刘俊田教授团队指导完成。

（一）材料与方法

1. 材料

（1）新西兰大耳白家兔 124 只，其中内囊出血造模 68 只；额叶皮质下出血造模 56 只。雄性，体重 2 ~ 2.5kg。

（2）药物：清开灵注射液，脉络宁注射液。

（3）仪器：SUT - 100 型超声扫描脑血管治疗仪，北京天行健医疗保健科技开发有限公司出品。

2. 方法

（1）内囊出血模型制备：选择右侧内囊出血模型。将家兔俯卧固定，剪去头顶部毛约 2cm × 4cm，常规消毒，用手术刀于颅顶沿中线切开约 2.5cm 长的切口（从两眼内眦连线向后切开），找出冠状缝并从该缝沿中线向后 0.8cm，向右侧离开 0.3cm 处为穿刺进针点。先用颅骨钻钻破颅骨，用 7 号针头快速垂直穿刺，进针 1.4cm，注入家兔自体动脉血 0.5mL（耳动脉采血），停 30s 后拔针，局部轻压 2min 后缝合。注血后家兔立即出现角弓反张、全身抽搐或进针对侧肢体无力，头部偏向进针对侧，只能环行爬行或转圈。假手术组不注射血液，其余步骤与造模组相同。

（2）额叶皮质下出血模型制备：因观察指标较多，兔脑组织不够，组织学检查另行造模。考虑到兔脑常规内囊出血模型，死亡率较高。若注血量少，因兔脑自我修复能力较强，少量的血较短时间内就能自行吸收，而不利于对照观察，因此我们在 CT 定位下，选择兔脑的额顶叶脑皮层下为自体血注入法兔脑出血造模部位，制成实验性兔脑出血模型。该部位的最大特点是在注血量较大时不危及生命，有利于用药后的观察研究。因为在前面的实验提示超声组死亡率较高，故在组织学实验时，加做了小剂量超声组。于试验的第 10d 处死家兔，开颅取脑，测量血肿范围及光镜下观察脑组织变化。

(3)分组：将家兔随机分为7组,每组8~10只。

第一组为假手术组,静脉注射等容积生理盐水。

第二组为模型对照组,静脉注射等容积生理盐水。

第三组为超声治疗组,给家兔超声处理($0.5W/cm^2$,脉冲,10min)。

第四组为清开灵组,静脉注射清开灵注射液4mL/(kg·d)。

第五组为脉络宁组,静脉注射脉络宁注射液1mL/(kg·d)。

第六组为清开灵+脉络宁组,同时静脉注射清开灵注射液4mL/(kg·d),脉络宁注射液1mL/(kg·d)。

第七组为三联组,除与第六组治疗相同外,加超声处理($0.5W/cm^2$,脉冲10min),每日1次。

(4)观察指标：造模当天开始给药或超声处理,每天1次,连续10d,观察5项指标。

1)实验期间死亡率。

2)神经系统体征：造模后第1d、第3d、第5d、第7d、第9d观察家兔偏瘫表现,按参考文献标准进行分级(0级：无偏瘫;1级：行动迟缓;2级：追尾;3级：追尾,且偏瘫侧腿长拖;4级：站立不稳,倒向健侧,不能自起)。

3)脑指数：第11d处死家兔,取出全脑,肉眼观察大脑半球肿胀情况,经纵裂切为两半球,弃去嗅球,称重右大脑半球并计算右半球脑指数[脑重(g)/体重(kg)]。

4)测量未吸收血肿面积。

5)脑含水量：右后部称重,60℃干燥24h后再称重,计算脑含水量[(湿重-干重)/湿重×100%]。

(二)结果

(1)内囊出血模型对照组家兔死亡率高达40%,存活者实验结束时偏瘫症状较多,脑含水量增加,脑指数增大,尚有少量血肿未被吸收。各处理组可不同程度地降低模型家兔的死亡率,减轻偏瘫症状,减少脑含水量,使脑指数减小,促进血肿吸收。其中超声组综合疗效较差。清开灵组和脉络宁组综合疗效相当;二者联合应用未见明显协同作用。清开灵合脉络宁加脑超声治疗联合应用呈现明显协同作用,综合疗效最好。

(2)额叶皮质下出血实验组经第10d的观察,模型对照组脑实质内可见灶状病变,血管扩张,部分血管周围可见围管性单个核炎细胞浸润,伴血管周围间隙增大;星形胶质细胞肿大,轻度增生。Nissl小体减少。脑超声1、2组疗效较差。清开灵合脉络宁组较模型对照组有明显改善,脑实质内可见小病灶,无坏死,并有吞噬现象,未见充血。而两种超声剂量三联组均疗效最好,第10d时,大脑皮质及髓质结构清楚,未见充血、炎细胞渗出和灶状病变,胶质细胞增生活跃。Nissl小体清晰可见,无明显减少。纤维组织增生。

(三)总结

清开灵合脉络宁注射液,主要功效可概括为清热祛瘀,所以三联疗法是中医清热祛瘀法和脑超声物理疗法的有机联合应用,它可以较明显地提高疗效,未发现对脑组织有不良影响。此种内治、外治相结合,中西医结合的三联方案在脑出血的治疗中尚未见有报道,具有先进性和新颖性。对于中等量以下的脑出血,较常规脱水等疗法疗效好;较锥颅引流安全、无创、费用低廉;且方法简单,便于推广。凡住院病人都可使用,可在小-中型医院中推广应用,为脑出血的治疗提供了一种新的治疗方案,将会产生较大的社会效益。[3]

本课题的创新点:

(1)首次将活血化瘀静脉制剂——脉络宁应用于脑出血急性早

期,把血液流变学指标及血小板计数不低于正常作为安全指标,并用临床观察和兔脑出血模型的实验,证明了其安全性。

(2)实验研究表明,脑超声治疗单独应用于脑出血急性早期,安全但效果不够理想,而和清热祛瘀中药联合应用,协同作用非常明显,机理有待进一步研究。且在兔脑出血模型超声 $0.3W/cm^2$、$0.5W/cm^2$ 两种剂量效果无明显差异。

(3)首次(1998 年)将清开灵合脉络宁注射液加脑超声的三联疗法应用于大量慢性、亚急性硬膜外、下血肿,并成功治愈 10 余例,最大出血量 239.6mL。用随机、对照法观察了三联疗法治疗 90 例中等量急性期脑出血,疗效明显优于单纯清开灵组。

(4)在 CT 定位下,用自体血注入兔脑的额顶叶脑皮层下,制成实验性兔脑出血模型。该部位的最大特点是在注血量较大时不危及生命,有利于用药后的观察研究。

该成果获西安市科技进步二等奖。

发表论文:

[1] 王静怡,刘冬霞. 中药治愈巨大硬膜外、下血肿 1 例. [J]. 中西医结合实用临床急救,2000,7(3):189 – 190.

[2] 王晓燕,王静怡,杨琳,等. 清热祛瘀法并早期脑超声治疗脑出血临床观察[J]. 中国中西医结合急救,2004,11(5):294 – 296.

[3] 王静怡,王晓燕,刘俊田,等. 清开灵和脉络宁注射液加脑超声治疗家兔脑出血的研究[J]. 陕西中医,2005,26(4):374 – 376.

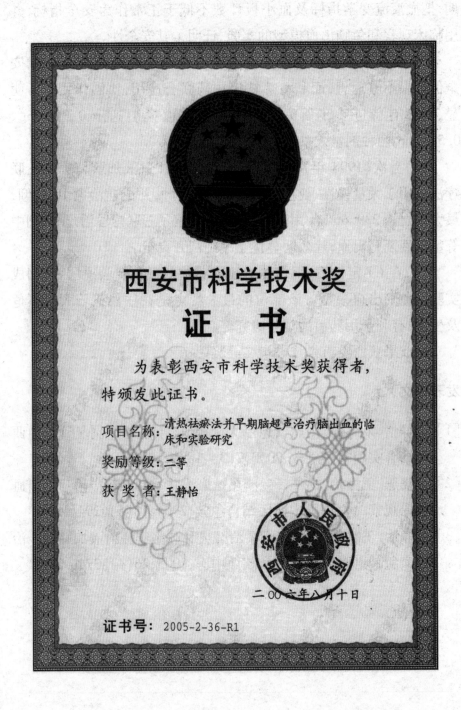

西安市科学技术奖
证　书

为表彰西安市科学技术奖获得者，
特颁发此证书。

项目名称：清热祛瘀法并早期脑超声治疗脑出血的临床和实验研究

奖励等级：二等

获　奖　者：王静怡

二〇〇六年八月十日

证书号：2005-2-36-R1

第四章　典型医案

医案1

崔某,女,12岁。

初诊(2013年10月):

从小至今每晚尿床,但白天小便控制良好。在西医医院经过检查,未发现器质性病变。曾用服中药和夜晚定时叫醒等行为治疗,效果均不显著。

查体:面色㿠白,舌暗红,苔薄白,脉细滑。

实验室检查:

体质辨识:阴虚质59.4分,气郁质42.9分。

诊断:阴虚兼气郁体质。

处方:

(1)丹皮9g,炒栀子12g,柴胡9g,白芍15g,当归12g,茯神20g,白术12g,山药30g,肉桂9g,菟丝子20g,郁金15g,连翘12g,川楝子12g。7剂,水煎服。

(2)固本育阴膏,20mL,隔日1次。

按语:患者虽然年纪小,但是体质复杂,本虚标实。这可能是既往中医治疗效果不好的原因。患者阴虚分值最高,所以用固本育阴膏育阴养血,滋补肝肾。气郁分偏高,说明环境的压力使孩子产生了一定的焦虑情绪,用丹栀逍遥散疏肝解郁,加用肉桂、菟丝子增强温阳补肾、膀胱气化作用。

二诊(2013年11月17日):

近2周尿床6次,尿床时间为前半夜,大便不干燥。

查体:舌暗红,苔薄白,脉细滑。

处方:上方继用。

三诊(2014年3月9日):

尿床数减少,约每周1次。黑眼圈,便秘,嘴角糜烂。

查体:舌淡红,苔薄白,脉弦细。

处方:

(1)丹皮9g,炒栀子12g,柴胡9g,白芍15g,当归12g,茯神20g,白术12g,山药30g,肉桂9g,菟丝子20g,升麻6g,连翘12g,川楝子15g。14剂,水煎服。

(2)固本育阴膏,20mL,隔日1次。

四诊(2014年4月20日):

尿床明显改善,因学习紧张,家长前来取药。

处方:上方和固本育阴膏继用。

五诊(2014年5月24日):

基本不尿床,天阴下雨偶犯。

查体:舌淡红,苔薄白,脉弦细。

处方:

(1)中药上方去连翘,加益智仁12g。7剂,水煎服。

(2)固本育阴膏,20mL,隔日1次。

按语:本例在体质辨识的指导下,抓住了患者阴阳失调,本虚标实的本质,治疗方向把握正确,所以经过半年的间断服药,治愈了多年的顽疾。

医案2

冯某,女,66岁。

初诊(2013 年 6 月 27 日):

发作性眩晕 2d,视物旋转、晃动,自身不稳感。体位变动可诱发。偶有恶心未吐,无耳鸣。有冠心病病史。否认高血压、高血脂等病。饮食、二便可。

查体:BP:121 / 70mmHg,P:72 次/min,颈部僵硬,Romberg 征(+),舌淡红,苔薄白,脉沉滑。

实验室检查:

(1)心电图:有心肌缺血改变。

(2)眼震电图:前庭功能正常,无视动中枢改变,有较典型的脑缺血的改变。

(3)颈椎拍片:符合颈椎病改变。

诊断:

(1)冠心病;

(2)颈椎病;

(3)后循环缺血;

(4)痰瘀阻滞脑脉。

处方:

(1)镇眩丸,9g,2 次/d。

(2)拜阿司匹林,100mg,1 次/d。

(3)颈椎推拿、理疗,每周 3 次。

按语:本例的后循环缺血发作,病因至少有 2 个。其一是冠心病,同时根据年龄,也有脑动脉相当程度的硬化。其二是颈椎病,从患者颈部僵硬、体位变动可诱发眩晕,但没有前庭的病变可支持。X 线片的表现也符合颈椎病的改变。中医辨证属痰瘀阻滞脑脉,需用内外兼治的方法。用中医推拿手法和中药膏剂外涂并远红外热疗,使对椎动脉的牵拉扭曲及激惹造成的血管痉挛解除,使肌肉经筋舒展,痹阻之脑脉通畅。用镇眩丸涤痰化瘀,镇眩通络。

二诊(2013 年 7 月 8 日)：

眩晕仍有发作,每次持续 1~2min,每天 3~4 次,眼胀,后颈部仍不舒服,口干。

查体：BP：106/ 65 mmHg,P：75 次/min,舌暗红,苔根白腻,脉弦滑。

处方：

天麻 15g,白术 15g,茯苓 30g,川芎 15g ,当归 15g,葛根 30g,羌活 12g,怀牛膝 20g,鸡血藤 30g,桂枝 12g,白芷 12g,红花 12g。7 剂,水煎服。

三诊(2013 年 8 月 3 日)：

眩晕减轻,已无视物旋转、晃动发作,仍有自身不稳感。

查体：BP：111 / 60 mmHg,P：76 次/min,舌淡红略暗,苔薄白,脉沉滑。

处方：

(1)天麻 15g,白术 15g,茯苓 30g,川芎 15g,当归 15g,葛根 30g,羌活 12g,牛膝 20g,鸡血藤 30g,桂枝 12g,红花 12g,全虫 3g。7 剂,水煎服。

(2)颈椎推拿、理疗,每周 2 次。

按语：经过内外兼治,患者症状改善。加用虫类药搜风通络。

四诊(2013 年 8 月 25 日)：

口干、眩晕减少,低头有时发作自身不稳感。

查体：BP：108 / 59 mmHg,P：78 次/min,舌淡红,苔薄白,脉沉滑。

处方：中药去羌活、全虫,加黄芪 30g,半夏 9g。7 剂,水煎服。

五诊(2013 年 9 月 8 日)：

眩晕基本消失,体位变动时偶可诱发。

查体：Romberg 征(±),舌淡红,苔薄白腻,脉沉滑。

处方：

（1）天麻 15g,白术 15g,茯苓 30g,川芎 15g,当归 15g,葛根 30g,黄芪 30g,怀牛膝 20g,鸡血藤 30g,红花 12g,全虫 3g,远志 12g。4剂,水煎服。

（2）之后服镇眩丸,9g,2 次/d,给予半月量。

按语: 经过 2 个多月的调理,患者眩晕基本消失。仍需服用涤痰化瘀的药物,防止复发。

医案 3

韩某,女,42 岁 。

初诊(2014 年 11 月 9 日):

患抑郁症 2 年。一直服文拉法辛 2 片/d,阿普唑仑 2 片/晚。仍入睡困难,甚则彻夜不眠。多梦,睡眠不实,早醒,白天思睡。纳差,月经、二便正常,无欲,疲乏感,耳鸣(双)如蝉叫声,记忆力明显下降。

查体: 舌淡红,苔薄白,脉沉细。

实验室检查:

体质辨识: 气虚质 43.8 分,痰湿质 50 分,气郁质 64.3 分。

诊断:

（1）气郁痰湿兼气虚体质;

（2）抑郁症。

处方:

（1）原有西药继续用。

（2）炒栀子 15g,柴胡 9g,白芍 15g,当归 15g,茯神 30g,白术 15g,桂枝 12g,黄芪 20g,郁金 15g,香附 12g,五味子 15g,贯叶连翘 15g,怀牛膝 15g,夜交藤 30g,生龙骨 30g,生牡蛎 30g。7 剂,水煎服。

二诊(2014 年 11 月 17 日):

患者服药后,头 2d 睡眠很好,自行停服阿普唑仑,可以入睡,夜尿 4~5 次,醒后难以入睡,间断睡眠可达 10h 以上,口黏脱皮,咽中有异物感。

查体:舌淡红,苔薄白略减,脉沉细尺弱。

处方:

(1)中药上方去桂枝、牛膝,茯神30g改15g,加肉桂9g,党参15g。9剂,水煎服。

(2)枣安胶囊,2粒,1次/d,晚上服。

(3)文拉法辛继用。

(4)阿普唑仑停用。

三诊(2014年11月30日):

入睡可,夜尿1~2次,双耳鸣。

查体:舌淡红,中有裂纹,苔薄白,脉沉滑。

处方:

(1)参芪五味子胶囊,5粒,2次/d。

(2)白栀和肝丸,9g,2/d。

(3)枣安胶囊,2粒,1次/d,晚上服。

(4)文拉法辛继用。

按语:本例已确诊为抑郁症,服西药治疗2年,但失眠仍很严重,生活质量很差。经查体质后,患者人到中年,长期心情郁闷,致肝气不舒,久则成郁。气机紊乱,阳不入阴,则患不寐多梦。素体脾肾气虚,运化无力,则湿停痰阻,故白天思睡,纳差,无欲,疲乏感,记忆力下降明显。土不抑木,则发为耳鸣(双)如蝉叫声。舌脉为虚实夹杂之征。用丹栀逍遥散和柴胡加龙骨牡蛎汤化裁,疏肝解郁,镇肝健脾,理气化痰,效果明显。后改用白栀和肝丸合参芪五味子胶囊,治法同上,使患者解除失眠痛苦。但抗抑郁药仍需继续服用。

医案4

韩某,女,36岁。

初诊(2014 年 11 月 30 日)：

胸闷、气短、心悸 5 年。曾做过心肺各项检查,没有阳性发现。全身莫名不适,情绪不稳,烦躁易怒。曾服过精神方面的药物,药名及剂量叙述不清,自感效果不好自行停用。饮食、二便均可,时有大便不爽,月经正常。

查体:舌淡红,苔少,脉沉滑细。

实验室检查：

(1)心理测验(他评):重度焦虑、中度抑郁、中度强迫。

(2)体质辨识:气虚 62 分,气郁 53 分。

诊断：

(1)重度焦虑伴中度抑郁、强迫状态;

(2)气虚、气郁体质。

处方：

(1)帕罗西汀,20mg,1 次/d,晨服。

(2)参芪五味子胶囊,5 粒,3 次/d。

(3)黄芪 30g,茯神 30g,桂枝 12g,山药 30g,赤芍 15g,郁金 15g,香附 12g,生龙骨 30g,生牡蛎 30g,柴胡 9g,夜交藤 30g,合欢皮 15g,贯叶连翘 20g。7 剂,水煎服,与中成药隔日交替服用。

二诊(2014 年 12 月 14 日)：

症状、舌脉无明显变化,告知患者坚持服用,病情会逐渐改善。

按语:患者为重度焦虑伴中度抑郁、强迫状态,病史已 5 年。期间服过精神类药物,效果不佳而停服。症状繁多,惶惶不可终日而很痛苦,各种检查没有阳性发现。心理测验他评量表提示有重度焦虑伴中度抑郁、强迫。首先需和病人简要说明诊断的概念。通常我会将在电视台做过的有关焦虑、抑郁的讲座节目介绍给患者,让他们从一个外行的角度,尽可能详细地了解焦虑、抑郁有关的知识,可以配合治疗。特别要交代治疗起效的时间和所需疗程,使患者的依从性增加。本例体质辨识为气虚气郁体质,符合一般焦虑和抑郁患者的较多体质类型。用最小剂量的帕罗西汀作为西医的基础治疗,用参芪五味子胶囊益气敛阴,以抗抑郁为主。汤药以柴胡加龙骨牡蛎汤化裁,疏肝解郁、镇静安神,以抗焦虑为主。加用黄芪以增强补气之功,用贯叶连翘增强疏肝清热之功。中成药和汤药交替服用,是为了增加患者的依从性,本病疗程长,很难有患者天天喝汤药坚持,这样可以使患者有比较容易遵从的感觉。汤药则可以最大限度地实现个体化,随时根据症状的变化而加减,提高疗效。

三诊(2014 年 12 月 28 日):

患者诉心慌气短有所减轻,情绪改善。

查体:舌略红,苔薄白,脉沉细滑。

处方:

(1)帕罗西汀,20mg,1 次/d,晨服。

(2)参芪五味子胶囊,5 粒,3 次/d。

(3)丹皮 12g,炒栀子 15g,柴胡 9g,白芍 15g,茯神 20g,白术 12g,桂枝 12g,川楝子 15g,郁金 15g,香附 12g,生龙骨 30g,生牡蛎 30g,夜交藤 30g,贯叶连翘 20g。7 剂,服法同上。

四诊(2015 年 1 月 11 日):

症状减轻,情绪好转。已无明显心慌气短症状。

查体:舌略红,苔薄白,脉沉细滑。

处方:

(1)帕罗西汀、参芪五味子胶囊继用。

(2)中药上方去桂枝、香附,加沙参 15g,麦冬 15g。7 剂,服法同上。

按语:患者出现舌略红,恐有补气行气伤阴之嫌,上次减去黄芪,本次再减去桂枝、香附,加沙参、麦冬气阴双补。

五诊(2015 年 1 月 25 日):

近日易疲劳,时有视物不清。

查体:舌淡红,有齿痕,苔薄白,脉沉细。

处方：

（1）丹皮 12g，炒栀子 15g，柴胡 9g，白芍 15g，茯神 20g，白术 12g，川楝子 15g，郁金 15g，麦冬 15g，沙参 15g，生龙骨 30g，生牡蛎 30g，夜交藤 30g，贯叶连翘 20g。7 剂，水煎服。

（2）帕罗西汀、参芪五味子胶囊继用。

六诊（2015 年 2 月 8 日）：

月经前烦躁、失眠，经后缓解。生气后胃痛、胃胀。

查体：舌暗红，有裂纹，苔薄白，脉沉滑。

处方：

（1）帕罗西汀，20mg，1 次/d，晨服。

（2）参芪五味子胶囊，5 粒，3 次/d。

（3）丹皮 12g，炒栀子 15g，柴胡 9g，赤芍 15g，茯神 20g，桂枝 9g，川楝子 15g，郁金 12g，沙参 15g，麦冬 15g，生龙骨 30g，生牡蛎 30g，夜交藤 30g，贯叶连翘 20g。14 剂，水煎服，与中成药隔日交替服用。

按语：患者经过 2 个月中西医结合的治疗，症状已明显改善，树立起了坚持治疗的信心。此类患者对外界的应激反应过强，或生理期，或生气等，都会导致病情变化。症状此伏彼起，层出不穷。本次开药 1 个月的量，嘱其 1 个月后复诊，坚持治疗。

医案 5

黄某，男，40 岁。

初诊（2015 年 3 月 15 日）：

全身经常出脓疮 1 年，此伏彼起。腰困，二便正常，甘油三酯 3.8mmol/L。

查体：BP：138/91mmHg，P：85 次/min，可见躯干、胳膊散在疖肿。舌淡红、边尖红，苔薄黄腻，脉沉滑。

实验室检查：

体质辨识：阴虚质 46.9 分，痰湿质 40.6 分，湿热质 33.3 分。

诊断：

（1）高甘油三酯血症；

（2）多发性疖肿；

（3）阴虚兼痰湿体质。

处方：

（1）半夏9g，陈皮12g，茯苓30g，白术12g，败酱草30g，茵陈15g，决明子30g，荷叶15g，红花12g，川芎15g，焦山楂10g，连翘15g。7剂，水煎服。

（2）健康教育，忌食肥甘厚味。

按语：患者为阴虚兼痰湿体质，属标本相反体质。舌边尖红为阴虚之象，但舌苔黄腻，气分有湿郁化热之象，全身散在疖肿，久而不愈此伏彼起，当急则治其标，所以用健脾化湿二陈汤加清热解毒利湿之败酱草、茵陈、荷叶、连翘，佐以红花、川芎、山楂活血行气，基于津血同源的理论。决明子、荷叶尚可降脂。虽无滋阴之药，但用药不宜太燥。

二诊（2015年3月22日）：

药后原有疖肿逐渐消退。

查体：舌边尖红，苔薄黄腻，脉沉滑。

处方：上方继用7剂，水煎服。

三诊（2015年3月29日）：

未出新脓疮，口干，眼睛胀。二便正常。

查体：BP：129/79 mmHg，P：77次/min，舌淡红、边尖红，苔白中腻，脉沉滑。

处方：

（1）上方去茵陈加菊花9g，黄精30g。7剂，水煎服。

（2）排毒养生膏，20mL，1次/d。

以上两药隔日交替服用。

按语：患者疖肿症减，因服汤药难以坚持，故与膏方交替应用。

排毒养生膏是补气通阳,涤痰化瘀的膏方,内有人参、黄芪,加强补气生津,托疮排脓的作用。

四诊(2015年4月12日):

症减,已20d未出脓疮。口干,胃脘腹胀,大便每日一行。

查体:舌边尖红,苔薄白根腻,脉沉滑。

处方:

(1)半夏9g,陈皮12g,茯苓30g,白术12g,蔻仁9g,木香12g,菖蒲12g,败酱草30g,荷叶15g,决明子30g,菊花9g,柴胡9g。7剂,水煎服。

(2)排毒养生膏与上药交替服。

五诊(2015年4月26日):

无脓疮发生,无明显症状。嘱每日服用排毒养生膏20mL并菊花、金银花泡水当茶饮,坚持1个月。之后再未复发。

医案6

李某,男,45岁。

初诊(2013年11月20日):

发作性眩晕1年。有瞬间视物晃动,有自身不稳感,无明显呕恶,无耳鸣。颈项僵硬不舒,有时颈部活动可诱发眩晕。否认高血压、糖尿病、高脂血症等病史。多梦,时有失眠。

查体:双枕大神经压痛(+),Romberg征(+),舌淡红,苔薄白腻,脉沉缓。

实验室检查:

(1)颈椎X线片示:颈椎增生,曲度变直,棘突序列不整。

(2)视频眼震电图:前庭功能正常,无视动中枢改变,在6个头位引出位置性眼震,有典型的脑供血不足的改变。

(3)体质辨识:气虚质50分,阳虚质85.7分,湿热质50分。

诊断:

（1）后循环缺血；

（2）颈椎病；

（3）阳虚湿热体质。

处方：

（1）颈椎推拿理疗，每周3次。

（2）镇眩丸，9g，2次/d。

（3）解肌舒心丸，9g，2次/d。

按语：患者素体脾肾阳气虚弱，津液气血代谢无力，生痰化热，阻滞经脉，不能上承于脑，而发为眩晕。为痰、虚同时作眩。肾主骨，肾阳虚则骨骼退变，致督脉和足太阳膀胱经经气不通，则颈项僵硬不舒，诱发眩晕。急则治其标，用推拿手法和理疗使颈椎的"筋出槽、骨错缝"得以纠正，疏通督脉和足太阳膀胱经经气。用镇眩丸涤痰化瘀，用解肌舒心丸解肌止痛、安神舒心。内外治法结合，共奏镇眩通络、解肌安神之功。

二诊（2013年12月5日）：

经上述治疗，眩晕减轻。

继续以上治疗。

三诊（2013年12月9日）：

眩晕基本痊愈。早醒、梦多，难以再次入睡，齐颈以上盗汗。畏寒，大便不爽，日2~3次。

查体：双枕大神经压痛（-），Romberg征（±），舌淡红，苔薄白腻，脉沉滑。

处方：

（1）固本培元膏，30mL，1次/d，晨服。

（2）镇眩丸，9g，1次/d，上午服。

（3）解肌舒心丸，9g，1次/d，下午服。

固本培元膏和（2）、（3）两药隔日交替服用。

（4）颈椎推拿理疗，每周2次。

按语：患者眩晕基本痊愈，则需缓则治其本。用固本培元膏温阳固本、培补脾肾。内外治法仍然继续，减少用量和频率。

四诊（2013年12月23日）：

已无眩晕。畏寒，盗汗，大便每日2次，不成形。

查体：舌淡红，苔薄白腻，脉沉滑。

处方：固本培元膏，30mL，1次/d，晨服。

按语：眩晕痊愈，固本为主。正值冬令，嘱患者将固本培元膏服至明年开春。并按照颈椎保健视频注意用颈卫生，多进行体育锻炼。之后遵医嘱服用固本培元膏，再未就诊。

五诊（2014年10月16日）：

近日颈项不舒，头晕头沉2周。无明显眩晕。双肩紧张感，大便日2次。

查体：颈肌紧张，Romberg征（±）舌淡红，苔薄白腻，脉沉滑。

处方：

（1）镇眩丸，9g，1次/d，上午服。

（2）解肌舒心丸，9g，1次/d，下午服。

（3）颈椎推拿理疗，每周3次。

六诊（2014年11月4日）：

头晕消失，颈项不舒改善，大便日1次，夜间易醒。

查体：舌暗淡，苔薄白，脉沉滑。

处方：解肌舒心丸，9g，2次/d。

按语：患者因工作紧张，时隔约1年，颈椎病又有复发，但程度较轻。仍按照上述治则进行治疗，很快好转。嘱其根据自身情况，冬令可以继续进补，服用固本培元膏，以培补脾肾阳气，推动气血津液代谢。

医案7

刘某，女，17岁。

初诊(2015 年 3 月 1 日):

失眠、心慌、心悸 9 个月。患者因暗恋不能自拔,苦思冥想,并有对两人交往的幻想。加上学习压力大,家长期望值高,造成明显的心理冲突。在西医医院诊为"偏执焦虑状态",服黛力新已 7 个月,效不著。睡前服艾司唑仑 1mg ,仍入睡困难,眠中易醒,注意力不集中,烦躁易怒,坐立不安。本月月经推后,二便可。

查体:BP:115/70mmHg,P:100 次/min,舌淡红,苔黄腻,脉沉滑数。

实验室检查:

体质辨识:气郁质 64.29 分,气虚质 46.88 分,痰湿质 43.75 分。

诊断:

(1)气郁、气虚兼痰湿体质;

(2)偏执焦虑状态。

处方:

(1)丹皮 9g,炒栀子 15g,柴胡 9g,白芍 15g,茯神 30g,白术 12g,郁金 15g,香附 12g,茵陈 15g,桂枝 12g,生龙骨 30g,生牡蛎 30g,夜交藤 30g。7 剂,水煎服。

(2)参芪五味子胶囊,5 粒,3 次/d。

以上两药隔日交替服用。

(3)琥珀酸美托洛尔,1/2 粒,1 次/d。

(4)黛力新,1 粒,2 次/d。

(5)右佐匹克隆。1.5mg,1 片/d,睡前服。

(6)分别给患者和家属进行心理疏导。

按语:患者病史 9 个月,属于青春期的焦虑,加之高考来自社会和家长的压力,致使发生紧张和逆反心理的混合,成为偏执和焦虑状态。服用黛力新已经 7 个月,症状改善不明显。通过体质辨识,患者属本虚标实,故用丹栀逍遥散合柴胡加龙骨牡蛎汤化裁,疏肝解郁,镇惊安神;参芪五味子胶囊益气敛阴,扶正固本。两药隔日交替应用,扶正祛邪交替进行。一则可以不使处方过于繁杂,药性相抵;二则可以使患者经济负担不过重;三则患者不必天天喝汤药增加依从性,而又能达到最因人制宜的治疗。原服用的黛力新剂量不变,也便于观察中药和中西医结合的疗效。因已用艾司唑仑时间较长,效果不好,换用右佐匹克隆每晚半片,帮助睡眠。加用琥珀酸美托洛尔半片,既可减慢心率,又对紧张焦虑有作用。

二诊(2015 年 3 月 15 日):

药后症状有所缓解,入睡约需 1h 左右。

查体:舌淡红,苔黄腻,脉沉滑数。

处方:继用上方 14 剂。其他药不变。

三诊(2015 年 4 月 12 日):

服用右佐匹克隆 1/2 片后。可入睡,晨起 4 点醒来,近日情绪尚可。

处方:

(1)上述中药去茵陈,加连翘 15g,合欢皮 15g。7 剂,水煎服。

(2)参芪五味子胶囊,5 粒,3 次/d。

以上两药隔日交替服用

(3)琥珀酸美托洛尔,1/2 粒,1 次/d。

(4)黛力新,1 粒,2 次/d。

(5)右佐匹克隆,1.5mg,1 次/d,睡前服。

(6)百乐眠,2 粒,1 次/d,睡前服。

四诊(2015 年 4 月 25 日):

晚上可睡 6～7h,入睡时间约 1h,易醒。心慌、心悸改善,饮食、二便均可,月经大致正常,时有心烦。

查体:舌淡红,苔薄白腻,脉沉细。

处方:

(1)炒栀子 15g,柴胡 9g,白芍 15g,茯神 30g,白术 12g,当归 15g,郁金 15g,香附 12g,荷叶 12g,决明子 20g,桂枝 12g,蔻仁 9g,生

龙骨30g,生牡蛎30g,夜交藤30g。7剂,水煎服。

(2)参芪五味子胶囊,5粒,3次/d。

以上两药隔日交替服用。

(3)余药同前。

五诊(2015年5月10日):

眠可,饮食、二便正常。

查体:舌淡红,苔薄白,脉沉滑。

处方:

(1)黛力新、琥珀酸美托洛尔、右佐匹克隆、参芪五味子胶囊继用。

(2)中药继用15剂,水煎服。

按语:经过3个月的调养,患者焦虑明显减轻。经过开导,单恋的折磨也有所解脱。睡眠、饮食接近正常,症状初步得到缓解。告知焦虑等心理障碍的疗程和体质是相对稳定的身心素质,要求其坚持治疗。

医案8

刘某,女,21岁。

初诊(2013年6月27日):

体温轻度增高10d。最高达37.5℃,每天不定时自感发热,间断发生。本次月经来潮后体温下降至正常。经各种检查,未有阳性发现。头重耳鸣,颈部难受不可名状。经期乳房胀痛,素有睡眠不实的症状。

查体:BP:110/70mmHg,P:100次/min,颈肌紧张,双枕大神经压痛(+),舌淡红有齿痕,苔薄白腻,脉沉滑。

实验室检查:

(1)X线片显示颈椎生理曲度变直,棘突序列不整。

(2)体质辨识:气虚质56.3分,阳虚质42.9分,阴虚质56.3分,血瘀质 39 分。

诊断：

（1）气阴两虚体质；

（2）青年颈椎病。

处方：

（1）黄芪 30g，党参 15g，白术 15g，茯苓 20g，沙参 15g，麦冬 15g，连翘 15g，桑寄生 30g，牛膝 15g，桂枝 12g，白芍 15g，生龙骨 30g，生牡蛎 30g。7 剂，水煎服。

（2）颈椎推拿、理疗，每周 3 次。

按语：本例发热，间断发生，各种检查未有阳性发现，且月经过后体温正常。如果是排卵期发热，患者既往无类似情况，且自觉不适。查体质为气阴两虚，而气虚加阳虚的分值已近 100 分，故以气虚为主。以四君子加沙参麦冬汤化裁，并以桂枝加龙骨牡蛎汤调和营卫、补肾固摄。患者是在校大学生，学习紧张，致使颈椎出现前后和旋转错位现象，颈椎失稳，交感神经激惹，心率加快，也可能是其原因之一。故用中医外治法，调整脊柱的失稳状况，使督脉和膀胱经经气通畅，瘀血消散，阴阳平衡而改善诸症。

二诊（2013 年 7 月 7 日）：

头重减轻，仍耳鸣，服辛辣后咽痛反复发作，睡眠不实。

查体：舌淡红有齿痕，苔薄白腻，脉沉滑。

处方：黄芪 30g，党参 15g，白术 15g，茯苓 20g，沙参 15g，麦冬 15g，连翘 15g，桑寄生 30g，牛膝 15g，桂枝 12g，白芍 15g，生龙骨 30g，生牡蛎 30g，鸡血藤 20g。7 剂，水煎服。

三诊（2013 年 7 月 14 日）：

本次月经前，体温仍有升高，最高 37.3℃。来潮后体温下降，耳鸣减轻，口干舌燥，眠可。

查体：舌淡红，有齿痕，苔薄白，脉沉细。

处方：

（1）上方去桂枝、生龙骨、生牡蛎、党参，加龙胆草6g，全虫6g，夜交藤30g，沙参30g。7剂，水煎服。

（2）颈椎推拿、理疗，每周2次。

按语：患者阴虚之象渐显，睡眠改善，故去辛温潜镇之品，加强清热滋阴之品，并加用全虫搜风通络，鸡血藤、夜交藤活血通络，养血安神，以治耳鸣。

四诊（2013年7月28日）：

2周内体温在37℃以下，口干舌燥，耳鸣减轻，睡眠改善。

查体：舌淡红，有齿痕，苔薄白，脉沉滑。

处方：黄芪30g，白术15g，茯神30g，沙参15g，麦冬15g，连翘15g，桑寄生30g，龙胆草9g，全虫6g，牛膝15g，鸡血藤30g，熟地15g。7剂，水煎服。

五诊（2013年8月4日）：

7月31日至8月4日体温37.3℃，乳房胀痛减轻。其余无明显症状。

查体：舌淡红，苔薄白腻，脉沉细略缓。

处方：上方加川楝子15g、龙胆草6g、皂刺15g。7剂，水煎服。

六诊（2013年8月11日）：

排卵期后仍有体温升高（37.1～37.2℃），月经来潮后恢复正常，颈部仍有不适。耳鸣消失。

查体：舌淡红，苔薄白，脉沉滑。

处方：黄芪30g，白术15g，茯神30g，沙参15g，麦冬15g，连翘15g，桑寄生30g，郁金15g，川楝子15g，皂刺15g，熟地15g，牛膝15g。7剂，水煎服。

七诊（2013年8月18日）：

双腿酸软、发胀，体温未升，颈部不适。

查体：BP：108/67 mmHg，P：90次/min，舌尖红，苔薄白，脉

细滑。

处方:中药上方去牛膝,加炒栀子15g。7剂,水煎服。

八诊(2013年8月25日):

有一次体温37℃,未有不适,胸口压迫感,大便日2次,不成形。

查体:舌尖红,苔薄黄根略腻,脉细滑。

处方:

(1)黄芪30g,白术15g,党参15g,升麻6g,柴胡9g,陈皮12g,当归15g,炙甘草9g,郁金15g,皂刺15g,茯神30g,葛根30g。7剂,水煎服。

(2)固本育阴膏,30mL,1次/d,晨服。

以上两药隔日交替服用。

(3)颈椎推拿、理疗,每周1次。

九诊(2013年9月10日):

月经前后体温正常(最高36.9℃),大便略溏。

查体:BP:110/68 mmHg,P:85次/min,舌淡红,有齿痕,苔薄白根厚腻,脉沉细。

处方:

(1)黄芪30g,白术15g,党参15g,升麻6g,当归15g,郁金15g,茯神30g,香附15g,红花12g,皂刺15g,山药30g,艾叶9g。6剂,水煎服。

(2)固本育阴膏,20mL,1次/d,晨服。

以上两药隔日交替服用。

按语:经2个多月、3个月经周期的调理,患者再无发热,头重耳鸣,经期乳房胀痛,睡眠不实等症状消失。之后用补中益气汤和固本育阴膏缓缓调理,未见复发。

医案9

彭某,男,50岁。

初诊(2014年3月11日):

经常口舌糜烂,便秘3年。患者近3年来,反复出现口腔、舌头溃疡,此起彼伏,疼痛难忍,影响进食。曾多次服中药效不著。在西医就诊,外用药物不能防止复发。伴有便秘,时有咽痛、牙龈肿痛。高血压史2年。服硝苯地平缓释片10mg,每日2次。血压控制尚好。

查体:BP:129/69mmHg,P:94次/min,舌淡暗,苔薄白根腻,脉滑略数。

实验室检查:

体质辨识:气虚质21.9分,阳虚质46.4分,阴虚质53.1分,痰湿质46.8分。

诊断:

(1)一级高血压;

(2)复发性口腔溃疡;

(3)阴阳两虚兼痰湿体质。

处方:

(1)硝苯地平缓释片,10mg,2次/d。

(2)酒石酸美托洛尔,12.5mg,1次/d,晨服。

(3)栝楼30g,杏仁9g,甘草6g,枳实9g,厚朴9g,半夏9g,黄连6g,茯苓30g,连翘15g,怀牛膝15g,麦冬15g,沙参15g。7剂,水煎服。

(4)固本培元膏,20mL,1次/d。

上方(3)、(4)隔日交替服用。

按语:患者长期反复口腔溃疡,应与体质相关。既往的中西医治疗均效不著,说明治疗方向上有所偏差。查患者为阴阳两虚,虽然阴虚体质的分高于阳虚分,但如果考虑其气虚分也有22分,气虚和阳虚相加,高于阴虚分。而且痰湿分高,人体水湿代谢的动力以肺脾肾三脏的阳气为主。舌象亦反映阳虚痰湿的征象,脉象的滑为痰湿之象,而略数则是与高血压病并且使用硝苯地平有关。故加用 1/2 片酒石酸美托洛尔控制心率和血压。治疗用固本培元膏温补阳气。用宣肺健脾化湿法治疗痰湿,加沙参、麦冬兼顾阴虚。

二诊(2014 年 4 月 29 日):

上述中药服用 1 个月,症状改善。近日右舌下出现一个溃疡,便秘改善,感冒后睡眠差,烦躁不安。

查体:BP:141/83 mmHg,P:65 次/min,舌淡暗,有齿痕,苔薄白腻,脉沉滑。

处方:

(1)固本培元膏,20mL,1 次/d,晨服。

(2)白栀和肝丸,9g,2 次/d。

以上两药隔日交替服用。

按语:患者既往有间断失眠史,血压高、心率快,有一定的焦虑情绪。结合体质,用丹栀逍遥散合柴胡加龙骨牡蛎汤化裁的白栀和肝丸,疏肝健脾化湿,潜肝清热。

三诊(2014 年 6 月 3 日):

症状消失。

查体:BP:127/75 mmHg,P:68 次/min,舌淡暗,有齿痕,苔薄白腻,脉弦滑。

处方:

(1)固本培元膏,20mL,1 次/d,晨服。

(2)白栀和肝丸,9g,2 次/d,交替服用。

四诊(2014 年 10 月 14 日):

患者停药 3 个月,近日又有口腔溃疡发生。降压药时有未服情况,未测血压。再次进行健康教育。

查体:BP:171/103 mmHg,P:63 次/min,舌淡暗,有齿痕,苔白腻,脉沉滑。

处方：

（1）硝苯地平缓释片，10mg，2 次/d。

（2）琥珀酸美托洛尔，1/2 片，1 次/d。

（3）固本培元膏，20mL，1 次/d，晨服。

（4）白栀和肝丸，9g，2 次/d。

上方（3）、（4）隔日交替服用。

五诊（2014 年 10 月 21 日）：

查体：BP：150/100 mmHg，P：80 次/min，舌淡红，有齿痕，苔薄白腻，脉弦滑。

六诊（2014 年 11 月 11 日）：

自己未测血压，近 2 个月恢复工作，口腔溃疡未复发。

查体：BP：127/96 mmHg，P：85 次/min，舌淡红，有齿痕，苔薄白腻，脉沉滑。

处方：

（1）硝苯地平缓释片，10mg，2 次/d。

（2）琥珀酸美托洛尔，47.5mg，1 次/d。

（3）镇眩丸，9g，2 次/d。

按语：痰湿之象明显，服用半夏天麻白术汤化裁的镇眩丸。

七诊（2014 年 11 月 25 日）：

无明显症状。

查体：BP：122/78 mmHg，P：80 次/min，舌淡红，苔薄白腻，脉沉滑。

处方：

（1）降压药继用。

（2）固本培元膏，20mL，1 次/d。

（3）白栀和肝丸，9g，2 次/d。

上方（2）、（3）隔日交替服用。

八诊（2014 年 12 月 21 日）：

已 2 个月没有口腔溃疡，无明显症状。

查体：BP：122/79 mmHg，P：59 次/min，舌淡红，苔薄白腻，脉沉滑。

处方：

（1）固本培元膏，15mL，2 次/d。

（2）解肌舒心丸，9g，2 次/d。

上方隔日交替服用。

按语：三九天是大自然阳气最弱之时，也是冬令藏精固本的最好时机。固本培元膏加至每天 30mL。

九诊（2015 年 1 月 20 日）：

失眠易醒，难以再次入睡，未犯口腔溃疡，大便正常。

查体：BP：135 / 74 mmHg，P：78 次/min，舌淡暗，有齿痕，苔薄白腻，脉沉滑。

处方：

（1）固本培元膏，15mL，2 次/d。

（2）白栀和肝丸，9g，2 次/d。

（3）枣安胶囊，2 粒，1 次/d，晚上服。

上方（1）、（2）隔日交替服用。

十诊（2015 年 3 月 22 日）：

无明显症状，睡眠改善。

查体：BP：126 / 62 mmHg，P：58 次/min，舌淡暗，有齿痕，苔薄白腻，脉沉细。

处方：

（1）固本培元膏，20mL，1 次/d。

（2）养胃消脂胶囊，2 粒，2 次/d。

（3）降压药继用。

按语：春日阳气生发，固本培元膏减量为每日 20mL。经过近 1 年的断续调理，患者持续 3 年的口腔溃疡已经半年未再复发。血压、心率平稳，睡眠改善，已无明显症状。

十一诊(2015 年 11 月 17 日)：

患者无明显症状，口腔溃疡未犯，进入冬季要求调养。

查体：舌淡红略暗，苔薄白腻，脉沉缓。

复查体质辨识：气虚质 31.3 分，阳虚质 28.6 分，阴虚质 31.3 分，痰湿质 18.8 分。

处方：

(1)固本培元膏，20mL，1 次/d。

(2)丹栀逍遥胶囊，4 粒，1 次/d。

按语：根据患者的症状改善和体质复查情况来看，说明体质虽然是一个人相对稳定的身心素质，但是通过适当的调养，是可以逐步改变的。反复口腔溃疡，被认为与免疫系统的紊乱和精神因素等有关，除非用免疫抑制剂，很难控制，而免疫抑制剂的副作用很大，为众所周知。此例根据体质温阳补肾，兼以疏肝健脾化湿，使溃疡痊愈，体质改善。可能的机制是对免疫系统的调整，值得进一步研究。患者之后又随访 1 年，2016 年冬季再未服用固本培元膏，口腔溃疡 2 年未复发。

医案 10

沈某，男，62 岁。

初诊(2014 年 3 月 13 日)：

盗汗 10 余天。近 3 年来反复发作。有慢支、肺气肿史 10 余年，每遇冬天气喘气短，咳嗽，白痰，便溏。

查体：舌淡红，苔薄白腻，脉弦滑。

实验室检查：

(1)胸部 X 线片：肺气肿。

(2)心电图正常。

(3)中性粒细胞 81%。

处方：黄芪 30g，白术 15g，防风 9g，桂枝 12g，白芍 15g，五味子

15g,茯苓 30g,栝楼 15g,杏仁 9g,川芎 15g,连翘 15g,黄芩 9g。7 剂,
水煎服。

二诊(2014 年 3 月 20 日):

服药后盗汗、咳喘明显改善,仍有便溏。

查体:舌淡红,苔薄白腻,脉弦滑。

处方:上方去黄芩,加山药 30g。7 剂,水煎服。

按语:患者 10 余年咳嗽气喘,致肺脾气虚,卫外不固,冬季寒冷,
更加耗伤阳气,夜间阳气为最低之际,阳不敛阴,故盗汗。用玉屏风
散合桂枝汤,补气固表调和营卫。辅以宣肺健脾清热止咳。故汗止
咳轻。

三诊(2015 年 1 月 29 日):

失眠身困,自汗盗汗、便秘,胃寒。今年入冬咳喘略有减轻。

查体:舌淡红,有齿痕,苔薄白,脉弦沉。

实验室检查:

体质辨识:气虚质 53.1 分,阳虚质 57.1 分,阴虚质 46.9 分。

诊断:

(1)慢性支气管炎、肺气肿;

(2)阴阳两虚体质。

处方:固本培元膏,20mL,1 次/d。

四诊(2015 年 2 月 12 日):

出汗改善,气喘、气短、咳嗽减轻。夜晚睡眠不实,时有鸡鸣泻。
白天精神差,思睡纳差。

查体:舌淡红,苔薄白,脉弦滑。

处方:固本培元膏,20mL,1 次/d。

按语:患者去年冬天服用中药后,自觉有效。今冬最冷季节又
欲中药调理。三九天阳气为一年中最弱之际,患者体质为阴阳两
虚,阳虚为主,用固本培元膏温阳固本培补脾肾。

五诊(2015年3月17日):

近日出现小腿胀,仍有盗汗。鸡鸣泻,睡眠不实,纳差。

查体:双下肢浮肿(-),舌淡红,苔薄白腻,脉沉滑。

处方:茯苓30g,桂枝12g,白术15g,甘草6g,栝楼15g,杏仁9g,黄芪30g,防己9g,川芎15g,鸡血藤20g,山药30g,菟丝子30g。7剂,水煎服。

六诊(2015年3月26日):

症状有改善。

查体:舌淡暗,苔薄白,脉沉滑。

处方:茯苓30g,桂枝12g,白术15g,甘草9g,黄芪30g,防风9g,白芍15g,山药30g,菟丝子30g,干姜9g,蔻仁6g,沙参15g,五味子15g。7剂,水煎服。

按语:患者年老,患有宿疾,五脏阴阳两虚,症状多而反复。腿胀,虽未见明显浮肿,当为水湿停留之象,故用苓桂术甘汤合玉屏风散健脾利湿、补气固表,并加用平补阴阳之品。

七诊(2015年4月2日):

腿胀缓解。盗汗以后半夜为主,可湿衣裳,晨起鸡鸣泻。纳差,气短。

查体:舌暗红,有齿痕,苔薄白,脉弦滑。

处方:

(1)黄芪30g,白术15g,防风9g,桂枝12g,白芍20g,干姜12g,党参15g,山药30g,菟丝子30g 茯神30g,黄精30g,葛根30g。7剂,水煎服。

(2)固本培元膏,20mL,1次/d。

两药交替,隔日服用。

按语:此为标本兼治,缓图之功。

医案 11

田某,女,9 岁。

初诊(1998 年 3 月 30 日):

以"头痛、恶心呕吐半年"之主诉收住院。患儿于 1997 年 10 月逐渐出现上述症状,12 月 12 日 MRI 显示:顶盖增厚,压迫中脑导水管,三脑室、两侧侧脑室明显扩大、积水,三脑室前疝,左侧中脑脱髓鞘改变(见图 1)。

12 月 24 日在北京天坛医院诊断为"梗阻性脑积水",行"脑室-腹腔引流术",12 月 25 日 CT 显示术后改变(见图 2)。

术后症状缓解,但不久又复发,1998 年 2 月 4 日 CT 显示双侧额、颞、枕部大面积慢性硬膜下血肿,脑室明显较前变小(见图 3)。

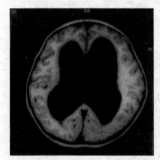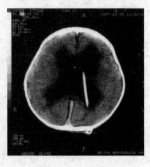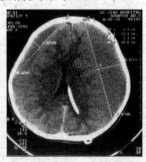

图 1   图 2   图 3

在西安西京医院行"双侧血肿清除术",2 月 16 日 CT 呈术后改变,颅内可见积气(见图 4)。

不久症状又复发,3 月 18 日 MRI 示双侧额、顶、颞部硬膜下血肿(右侧 52.5mL,左侧 93.6mL),右额硬膜外血肿(93.5mL),总量约 239.6 mL(见图 5、图 6)。

脑实质受压明显,脑沟消失,脑回变平,双侧脑室消失。因不愿再次手术,1998 年 3 月 30 日入我院。

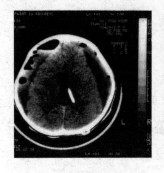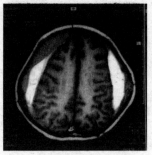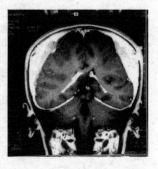

图4   图5   图6

患儿神经系统无定位体征,意识清楚,智力正常,生命体征平稳。舌淡暗、苔薄白、脉沉细。

诊断:

(1)继发性巨大硬膜外、下血肿;

(2)梗阻性脑积水引流术后;

(3)硬膜下大面积血肿清除术后。

治疗方案如下:

(1)清开灵 30 mL、川芎嗪 120mg 分别加入 5%的葡萄糖 250 mL 中静脉点滴,1 次/d。

(2)20%的甘露醇 125 mL 快速静脉点滴,2 次/d。

(3)口服培补脾肾中药汤剂,每日 1 剂。熟地 9g,山药 12g,山萸肉 9g,枸杞子 15g,当归 10g,杜仲 9g,白术 9g,黄芪 9g,陈皮 9g,川芎 9g,生草 3g,以后随证略有加减。

(4)口服果味钾 1g,2 次/d。

(5)头部用北京康福雷医疗器械有限公司生产的 CON-SI 型多功能超声扫描脑血管病治疗仪治疗,占空比 1:9,超声剂量 1W/cm²,1 次/d。

以上方案 10d 为 1 个疗程,休息 3d,继续下一疗程。

二诊(1998 年 4 月 13 日):

治疗过程中患儿头痛等症状逐渐缓解,CT 显示右侧硬膜下、外血肿,左侧硬膜下血肿均明显吸收,病灶 CT 值降低,脑室系统较前扩大(见图7)。

调整治疗方案,停用川芎嗪,用脉络宁 10 mL 加入 5% 的葡萄糖 250 mL 中静脉点滴,1 次/d,其余方案不变。

三诊(1998 年 5 月 14 日):

复查 CT,右侧额、颞部血肿尚未完全吸收,皮层仍有受压表现,左侧已几乎完全吸收,侧脑室、第三脑室、鞍上池较前扩大(见图8)。

患儿已无临床症状。之后又继续 2 个疗程后,停止治疗。

四诊(1998 年 7 月 29 日):

MRI 显示血肿完全吸收,脑室系统较正常扩大,但比"脑室－腹腔引流术"前明显缩小,表明引流通畅(见图9)。患儿一般情况良好,智力正常,恢复上学。

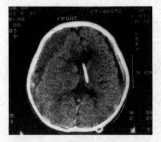 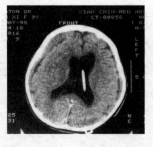 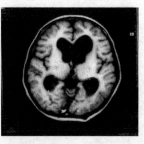

图7 图8 图9

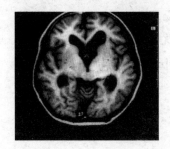

图10

1999 年 1 月 18 日再次复查 MRI,未有新的血肿,顶盖增厚处无变化,拟为先天性发育异常。脑室系统较半年前又有缩小,表明不仅引流通畅,患儿脑发育也进入良性循环(见图10)。10 年后随访,患者智力发育未受影响,考取西安某高校。

按语:患儿因严重脑积水引流过快,导致脑凸面受牵拉,小血管破裂等原因,造成慢性巨大硬膜下血肿。采用钻颅冲洗术后再度复发为巨大硬膜下、外血肿,达 239.6mL,如仍采用同样手术方法,难以避免再次出血,如行两侧开颅清除术,创伤太大,患儿及家长不愿接受。

从1992年起,曾有用中药治愈数例慢性硬膜下血肿的经验,皆因患者不愿手术而求治。年龄36~70岁,血肿量30~80mL,均临床痊愈,未留后遗症,治疗方案大致与本例相同。此患儿因脑积水,脑实质变薄,虽有巨大硬膜下、外血肿,高颅压症状不甚严重,给保守治疗提供了可能性。住院提供了严密观察、监控的条件,做好了病情恶化,及时手术的准备。

患儿先天秉赋不足,肾不化水脾不健运,水湿留滞导致脑窍不通。手术使原有阴阳平衡骤然失调,血溢脉外,形成巨大瘀血肿毒,而致危证。清开灵清热解毒,化痰通络,醒神开窍,为标本兼治的君药;早期因患儿热象不显,故用川芎嗪行气活血,温通化瘀,可避免大量应用清开灵过凉而遏湿。后改为脉络宁凉血活血,引血下行,均为臣药;右归饮加味培补脾肾阳气,缓治求本,为佐药。甘露醇起到降颅压、清除自由基的作用。外用$1W/cm^2$超声治疗,是否有促进血肿吸收作用,尚待研究,但本例应用表明是安全的。

医案 12

徐某,女,38岁。

初诊(2013年10月10日):

头晕2个月,自身不稳感为主,无呕恶,无耳鸣。否认心脑血管病史。饮食、二便正常。畏寒,月经正常。因发现头颅MRI异常求治。

查体:Romberg征(±),余神经系统(-),舌淡红,苔白厚腻,脉沉滑。

实验室检查:

(1)头颅MRI:右侧桥小脑角外低密度占位病变,1.7cm×2.7cm。考虑囊肿可能性大。

(2)视频眼震电图:提示中枢性眩晕。

(3)体质辨识:气虚质50分,阳虚质46.4分,气郁质42.9分,血瘀质39.3分。

诊断：

（1）右小脑桥脑占位病变待查；

（2）后循环缺血；

（3）阳虚气郁体质。

处方：

（1）固本培元膏,20mL,1次/d,晨服。

（2）半夏9g,天麻15g,白术15g,茯苓30g,川芎15g,当归15g,葛根15g,牛膝30g,全虫3g,皂刺15g,薏苡仁15g,红花12g。10剂,水煎服。

以上两药隔日交替服用。

按语:患者因发现颅内占位病变而求中医治疗,症状为头晕,眼震电图提示为后循环缺血。是否是占位病变压迫所致,难以判断。结合患者体质及眩晕症状,用镇眩丸加味合固本培元膏标本兼治,以观疗效。

二诊(2013年11月17日):

头晕略有好转,右顶枕部时有疼痛。饮食、二便正常。

查体:舌淡红,苔薄黄,脉沉滑。

处方:

（1）中药上方加延胡索12g,10剂,水煎服。

（2）固本培元膏,20mL,1次/d。

三诊(2014年1月12日):

劳累后时有头晕、疲乏、思睡,二便正常,月经提前3～5d,畏寒好转。

查体:舌淡红,苔薄白,脉弦滑。

处方:

（1）半夏9g,天麻15g,白术15g,茯苓30g,川芎15g,当归15g,牛膝30g,皂刺15g,全虫3g,葛根15g,郁金15g,红花12g,薏苡仁

15g,生龙骨 30g,生牡蛎 30g。15 剂,水煎服。

(2)固本培元膏继服。

以上两药隔日交替服用。

四诊(2014 年 2 月 22 日):

头晕好转,右枕部麻木感。

查体:舌淡红,苔薄黄,脉沉滑。右枕大神经压痛(+)。

实验室检查:颈椎片显示生理曲度呈反张,颈椎失稳。

补充诊断:颈椎病。

处方:

(1)中药上方加茵陈 15g,羌活 15g。15 剂,水煎服。

(2)固本培元膏继服。

(3)颈部理疗。

按语:患者经服药治疗,头晕减轻。经颈椎拍片,提示曲度反张,恐也是头晕、后循环缺血的原因之一。考虑右侧桥脑小脑角的病变性质不明,为谨慎起见,未采用推拿治疗,仅用中药涂擦和远红外线的理疗,以使肌肉痉挛解除,改善局部血液循环,缓图颈椎复位。

五诊(2014 年 3 月 30 日):

头晕已愈,右侧枕部时有抽搐感,时有疲劳感。

查体:舌略暗红,苔薄白腻,脉沉滑。

实验室检查:复查头颅 MRI,无变化。

处方:

(1)黄芩 12g,柴胡 9g,半夏 9g,茯苓 30g,白术 15g,天麻 12g,山药 30g,川芎 15g,葛根 30g,郁金 15g,红花 12g,羌活 15g,全虫 3g,皂刺 15g。15 剂,水煎服。

(2)固本培元膏,20mL,1 次/d,晨服。

以上两药隔日交替服用。

按语:患者经半年的调理,头晕痊愈。颅内病变没有变化。有些症状可能与心理因素有关。再进一步观察。

医案 13

闫某,男,43 岁。

初诊(2014 年 10 月 30 日):

反复发作咳嗽 20 年。每于冬天加重,咯白痰。时有感染史,使用抗生素。去年开始发作哮喘,喝热水后可暂时缓解。眼干涩,大便每日二行,形态正常。性情急躁。嗜酒,每次喝 7 ~ 8 两,每周至少 2 ~ 3 次。肺部 CT 自诉正常。否认既往高血压史。

查体:BP:143/94mmHg,P:98 次/min,R:20 次/min,胸廓呈桶状。舌淡红,苔薄白,脉沉滑略数。

实验室检查:

(1)心电图:心肌缺血、电轴右偏。

(2)体质辨识:气郁质 67.85 分,痰湿质 50 分,阴虚分 56.25 分,气虚质 43.75 分。

诊断:

(1)气郁痰湿兼阴虚体质;

(2)慢性支气管炎、肺气肿,待排肺心病;

(3)待排高血压病。

处方:

(1)栝楼 30g,杏仁 9g,甘草 6g,厚朴 12g,枳实 9g,生大黄 6g,半夏 9g,陈皮 12g,桂枝 12g,茯苓 30g,白术 15g,地龙 20g,薤白 15g。7 剂,水煎服。

(2)固本育阴膏,20mL,1 次/d,晨服。

以上两药隔日交替服用。

(3)琥珀酸美托洛尔,1/2 片,1 次/d,晨服。

按语:患者虽年龄不大,但慢性支气管炎病史已有 20 余年,每于冬日加重,时有感染,应用抗生素病史。病情反复却控制不好。体质为混合型,标实本虚,其气郁主要为肺气不宣。久咳伤肺,长期嗜酒,脾胃损伤,而致痰湿内蕴。肾主水,与肺脾三脏协作,共主全身水液代谢。肺气不宣,痰湿中阻,肺脾肾三脏之气耗伤,久则伤阴,故眼干涩,脉数。取"三拗汤"之方义用栝楼易麻黄,合小承气汤宣肺通腑泻热,但因患者久病已虚,大便每日2次,故大黄不后下,减缓其泻下之力。二陈汤健脾化痰。因有心肌缺血,用桂枝、薤白通阳宽胸理气,助心肺之气疏通。地龙镇静解痉,在此主要是缓解支气管痉挛。汤剂主要为祛实,固本育阴膏则养血育阴,滋补肺脾肾三脏之阴气。患者血压偏高,心率较快,用美托洛尔减慢心率降低血压,减轻心脏负荷。

二诊(2014年11月13日):

咳嗽减轻,痰少。

查体:BP:130/90 mmHg,P:83 次/min,舌淡红,有裂痕,苔薄白,脉沉滑。

处方:

(1)中药上方加红花12g。7剂,水煎服。

(2)余药继用。

三诊(2014年12月11日):

咳嗽减轻60%～70%,基本无痰。饮食、二便均可,大便每日2次。

查体:BP:140/81 mmHg,P:87 次/min,舌淡红,有裂痕,苔薄白根腻,脉沉滑。

处方:

(1)栝楼30g,杏仁9g,甘草6g,厚朴12g,枳实9g,紫菀12g,半夏9g,陈皮12g,白术15g,茯苓30g,桑白皮15g,地龙20g。7剂,水煎服。

(2)固本育阴膏,20mL,1次/d,晨服。

按语:经2个多月的调养,患者20余年的咳嗽十去其七。疗效较好的原因恐应得益于体质辨识。一般慢性支气管炎、肺气肿的本虚标实证,肺脾肾三脏气虚者较多,患者舌脉阴虚之象并不明显,一般情况下也容易从气虚入手,但体质辨识提示阴虚分53分,而气虚只有 25 分,治疗 2 周后舌质出现裂痕,说明阴虚象显现,故去苦寒伤阴的大黄。用固本育阴膏养血滋阴,扶正对症,所以疗效较好。

医案 14

杨某,女,30 岁。

初诊(2014 年 11 月 8 日):

间断眩晕 3 年,加重 1 周。患者于 3 年前无明显诱因出现头晕,呈间断发作,时轻时重,发作时天旋地转,伴恶心未吐,无耳鸣。可因体位变动和转颈诱发。每次持续几分钟或数十分钟。卧床休息略有减轻,间歇期常有头昏,头重如裹,伴枕项部酸困不适。饮食、二便正常,月经正常。否认贫血等疾病。

查体:BP:90/60mmHg,P:67 次/min;双侧枕大神经压痛(±),Romberg 征(±);舌淡,苔薄白,脉沉细。

实验室检查:

(1)眼震电图:双侧前庭功能正常,无视动中枢改变,6 个头位引出位置性眼震。

(2)心电图:正常。

(3)颈椎三位片:正位片可见棘突序列不整,侧位片可见曲度变直,双边双突征,张口位未见明显错位。

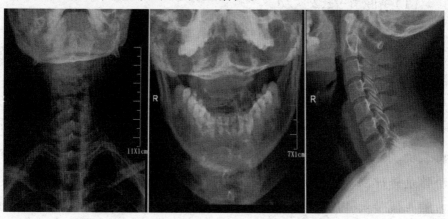

（4）颈椎 MRI 矢状位片：可见曲度变直，颈 3～4、颈 5～6 椎间盘轻度向后突出，压迫硬膜囊。

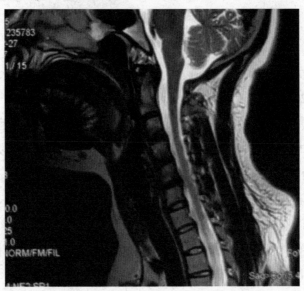

中医诊断：眩晕。

证候诊断：痰瘀阻滞脑脉。

西医诊断：颈椎病。

治法：中医内外治结合。

处方：

（1）镇眩丸 9g，2 次/d。

（2）颈椎推拿理疗，1 次/2d。

复诊：患者给予手法外治当即症状显著减轻，自觉头脑清醒，经治疗 10 次，患者症状明显改善。期间间断行维持治疗，至今约 10 个月未复发。

按语：37.0%（51/138）的青少年颈椎病患者以眩晕/头晕为突出表现，其发生与颈椎曲度异常以及颈椎旋转失稳等关系密切。椎动脉是保障脑干、小脑和大脑后部血液供应的主要血管，其血流量占脑血流量的40%。传统观点认为，原发性和继发性因素导致椎动脉供血不足是引起颈性眩晕的重要原因之一。原发性因素包括颈椎畸形或发育异常,如横突孔发育不良、颈椎分节不全等,可引起椎动脉扭曲、成角、受压;继发性因素是由于外伤、颈椎病等原因导致颈椎失稳退变时,骨性因素与非骨性因素直接压迫椎动脉,或压迫交感神经反射性引起椎动脉痉挛,由此造成椎动脉供血不足。此外,颈部本体感受器功能紊乱也与头晕的发生有关。

外治手法:①揉法、捻法及滚法交替在颈部两侧自上而下做回旋施术,条索状物及压痛点重点操作,以相关肌肉由紧张痉挛转为松弛为度。②反复按揉乳突、阿是穴、风池、颈夹肌、肩井、缺盆、极泉、曲池、合谷、腕骨等穴,以患者有酸、麻、胀等得气感为度。③旋转扳法:按临床研究部分治疗方法施治。④夹脊之足太阳经筋、督脉所涉及有关肌肉的调理:用特制木质工具反复按压。不少患者由于阶段性易化,对按痛觉较为敏感,可隔日1次逐渐增加按摩力度,通过治疗,多数患者当即症状显著减轻,自觉头脑清醒。

医案 15

张某,女,38 岁。

初诊(2014 年 10 月 9 日):

自感衰老明显,有白发 2 年。体重增加,月经量少,周期缩短,性欲下降,阴道干涩。疲乏,时有失眠。体检未发现明显异常。

查体:舌淡红,有齿痕,苔薄白,脉沉细。

实验室检查:

体质辨识:气虚质 50 分,阴虚质 59.38 分,痰湿质 46.88 分。

初诊:气阴两虚兼痰湿体质。

处方:

(1)固本育阴膏,20mL,1 次/d。

(2)白栀和肝丸,9g,1 次/d,下午服。

按语:患者38 岁,从月经、性欲、白发等症征分析,的确有早衰的表现,自己也很着急。体质辨识为气阴两虚兼痰湿,用固本育阴膏阴阳平补,滋阴为主,用白栀和肝丸疏肝健脾化湿。

二诊(2015年1月4日):

间断服药2个多月,疲乏感有减轻,有头昏头痛,时有失眠、头脑不清晰感,本次月经提前,大便色暗,白发同前。

查体:舌淡红,有齿痕,苔薄白,脉弦滑。

处方:

(1)固本育阴膏,20mL,1次/d。

(2)解肌舒心丸,9g,1次/d,下午服。

按语:因有头昏头痛,改用解肌舒心丸,解肌止痛、安神舒心。

三诊(2015年3月8日):

眼干涩,便秘,白发多,体重仍有增加,月经量少,仍有阴道干涩。

查体:舌淡红,有齿痕,苔薄白腻,脉沉细。

处方:

(1)固本育阴膏,20mL,1次/d。

(2)丹皮9g,炒栀子15g,柴胡9g,白芍15g,决明子20g,茯神20g,白术12g,当归15g,肉苁蓉20g,石膏20g,红花12g,桃仁12g,益母草15g。7剂,水煎服,与固本育阴膏隔日交替服用。

四诊(2015年3月29日):

阴道干涩、便秘减,疲乏失眠减轻,仍眼干涩。

查体:舌淡红,苔薄白,脉沉细。

处方:

(1)中药上方加葛根15g,继用7剂,水煎服。

(2)固本育阴膏继用。

按语:加用石膏、葛根等清热生津之品,以治干涩。

五诊(2015年4月25日):

阴道干涩感减轻,月经周期紊乱,最近一次20余天一行,量较前增加。

查体:舌淡红,苔根白腻,脉沉滑。

处方：

（1）固本育阴膏，20mL，1次/d。

（2）丹皮9g，炒栀子15g，柴胡9g，白芍15g，决明子20g，茯神20g，白术12g，当归15g，怀牛膝15g，石膏20g，葛根30g，桃仁15g，益母草15g，何首乌15g。10剂，水煎服。

以上两药隔日交替服用。

六诊（2015年6月7日）：

白发改善不太明显，其他已无症状，精神较前明显好转，饮食、二便均可。查体发现有乳腺增生。

查体：舌淡红，苔薄白，脉沉滑。

处方：

（1）固本育阴膏，20mL，1次/d。

（2）丹皮9g，炒栀子15g，柴胡9g，白芍15g，决明子20g，茯神30g，白术12g，当归15g，怀牛膝15g，石膏20g，葛根30g，益母草30g，何首乌15g，郁金15g。10剂，水煎服。

以上两药隔日交替服用。

按语：患者经过近9个月的断续服药调理，体质有了比较明显的改善，症状消失，精神好转。嘱其每年冬天可以来调养几个月，以使体质得到持续的改善。

医案16

张某，女，62岁。

初诊（2015年10月13日）：

右半身无力，语言謇涩13d。在某职工医院按脑梗死治疗后，半身无力好转，但听不懂别人说话，回答完全不对题，语言略有不清。不愿看病，行走基本正常，饮食、二便均可。原有糖尿病、冠心病7年，现服普罗布考、阿乐、阿司匹林等药，注射胰岛素。

查体：表情较淡漠。完全性感觉性失语，吐字略含混。查体欠配合,伸舌、勾指经示范可照做。右侧肢体肌力Ⅴ⁻级,感觉未查。舌淡红,苔薄白,脉沉滑。

BP:120/82mmHg,P:81次/min。

实验室检查:

头颅MR:见下图。

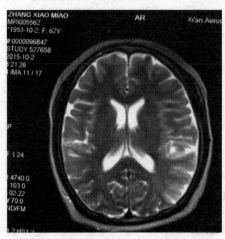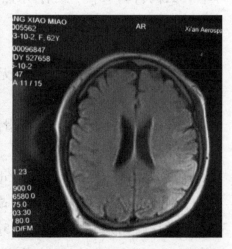

脑血管造影:见下图。

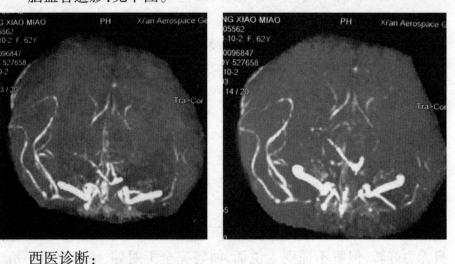

西医诊断:

(1)左后分水岭脑梗死恢复期;

(2)冠心病;

(3)2型糖尿病。

中医诊断：中风（中经络）。

辨证：风痰瘀血阻滞脑窍。

治则：熄风涤痰，化瘀开窍。

方药：

（1）天麻15g，白术12g，茯神30g，川芎15g，当归15g，葛根30g，鸡血藤30g，怀牛膝30g，蔻仁9g，菖蒲12g，远志12g，地龙20g，红花15g。7剂，水煎服。

（2）原有药继用。

按语：患者因感觉性失语，未做体质辨识。从临床症征分析，当属风痰瘀血阻滞脑窍，治以熄风涤痰、化瘀开窍。方用镇眩饮加通络开窍之药。分水岭梗死因侧支循环比较容易建立，所以预后应该比较好。

二诊（2015年10月20日）：

症略有改善，简单对答能切题。（可回答：你好！）

查体：舌淡红，苔薄白腻，脉沉滑。

处方：

（1）中药上方加益智仁15g。7剂，水煎服。

（2）原有药继用。

三诊（2015年10月27日）：

左侧头痛，语言有恢复，问症状可听懂并对答切题的约30%。

饮食、二便均可。

查体：舌淡红，苔薄白腻，脉沉滑。

处方：

（1）天麻15g，白术12g，茯神30g，川芎15g，当归15g，葛根30g，鸡血藤30g，怀牛膝20g，蔻仁9g，菖蒲12g，远志12g，地龙20g，红花15g，益智仁15g。7剂，水煎服。

（2）原有药继用。

四诊(2015 年 11 月 3 日):

畏寒,头痛,手足麻木,饮食、二便均可。

查体:舌淡红,苔薄白,脉沉滑。

处方:

(1)中药上方加桂枝 12g。7 剂,水煎服。

(2)复合维生素 B,4 片,2 次/d。

(3)甲钴胺,1 片,2 次/d。

(4)原有药继用。

按语:加用维生素 B 族类药物,神经营养。

五诊(2015 年 11 月 7 日):

头晕、脚麻。语言明显改善,简单对答切题。

查体:舌淡红,苔薄白,脉沉滑。

处方:

(1)天麻 15g,白术 12g,茯神 30g,川芎 15g,当归 15g,葛根 30g,鸡血藤 30g,怀牛膝 15g,蔻仁 9g,菖蒲 12g,益智仁 12g,全虫 3g,桂枝 12g。7 剂,水煎服。

(2)原有药继用。

六诊(2015 年 11 月 24 日):

今天已能认识公交车号,可以写出自己的名字,可以简单叙述病情,已能做家务。对答切题,女婿名字说不清楚,可以认识手表。

查体:舌淡红,苔薄白腻,脉沉滑。

处方:

(1)中药继用上方加远志 12g。7 剂,水煎服。

(2)原有药继用。

七诊(2015 年 12 月 1 日):

上午有头晕、思睡症状,对答大致正常,多问 5 句后有错误,读手表正确,自述可看懂电视剧。

查体:舌淡红,苔薄白,脉沉滑。

处方:

(1)天麻 15g,白术 12g,茯神 30g,川芎 15g,当归 15g,葛根 30g,鸡血藤 30g,怀牛膝 20g,桂枝 12g,菖蒲 12g,益智仁 15g,全虫 3g,远志 12g,黄芪 30g。14 剂,水煎服。

(2)原有药继用。

八诊(2015 年 12 月 15 日):

服过中药后胃感不适,不愿再服汤药。语言能力增强,对答切题,但用词不够贴切。头晕、脚麻基本消失,大便时溏,每日 1 次。

查体:舌略暗红,苔薄白,脉沉滑。

处方:

(1)排毒养生膏。30g,1 次/d。

(2)原有药继用。

(3)梗死后 75d,复查头颅 CT,左后分水岭区已可见软化灶。

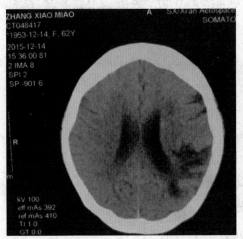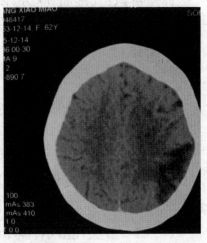

按语:患者头颅 CT 可见大片软化灶,但神经功能基本恢复正常。排毒养生膏由镇眩饮加人参、黄芪、桂枝等补气通阳的药物组成,适合痰阻血瘀而兼有气虚的患者,适用于脑梗死的老年和恢复期的患者,有补阳还五汤之意,但加用了健脾涤痰之法。

医案 17

赵某,女,37 岁。

初诊(2014 年 3 月 27 日):

发作性四肢抽搐伴哭笑 3 年。约每月发作 2 次,发作时四肢小幅度抽搐,悲伤流泪,或哭笑无常,无二便失禁,持续 1~2h。否认精神刺激因素。发作时地区医院描述为意识清,神经反射正常,诊为"癔症",经对症治疗可临床缓解。平时常有胸闷、气短、头晕,时有恐惧感。二便正常,月经后期,痛经。有乳腺炎、心动过速史。头颅 CT、胸片、心电图正常,乳腺钼靶示双侧乳腺增生。有两子女。

查体:BP:119/80 mmHg,P:95 次/min,舌淡暗,苔白厚腻,脉沉滑。

实验室检查:

体质辨识:气虚质 50 分,阳虚质 53.6 分,痰湿质 62.5 分,湿热质 70.8 分,气郁质 85.7 分。

诊断:

(1)癔病;

(2)气郁湿热体质兼有阳虚。

处方:

(1)栝楼 30g,杏仁 9g,桂枝 12g,柴胡 9g,白芍 15g,郁金 15g,香附 15g,黄芩 12g,半夏 9g,青皮 12g,茯神 30g,甘草 6g,茵陈 15g,生龙骨 30g,生牡蛎 30g。7 剂,水煎服。

(2)酒石酸美托洛尔,12.5mg,1 次/d,晨服。

按语:从发作的描述来看,像是癔病发作。患者为虚实夹杂的混合体质,本着"急则治其标"的原则,先以祛实为主。患者易哭,悲属肺,发作性四肢抽搐为肝气不舒,肝经失养。舌苔厚腻、脉滑为肺胃肝胆湿热征象。故用栝楼、杏仁宣泄肺气,小柴胡加郁金、香附、青皮疏肝理气,以治气郁之主症,合柴胡加龙骨牡蛎汤平肝潜阳以治"脏躁",黄芩、半夏、茵陈清利湿热。患者有心动过速,用酒石酸美托洛尔减慢心率,对抗交感神经兴奋。

二诊(2014 年 4 月 3 日):

本周未发作,头晕明显。

查体:BP:123／64 mmHg,P:63 次/min,颈肌紧张,Romberg 征(±),舌淡红,苔薄白根腻,脉沉缓。

处方:

(1)栝楼 30g,杏仁 9g,桂枝 12g,柴胡 9g,白芍 15g,郁金 15g,香附 15g,黄芩 12g,天麻 15g,茯神 30g,白术 15g,川芎 15g,生龙骨 30g,生牡蛎 30g。14 剂,水煎服。

(2)颈椎正侧、张口位拍片。

(3)枣安胶囊,2 粒,1 次/d,晚上服。

(4)酒石酸美托洛尔,12.5mg,1 次/d。

三诊(2014 年 4 月 17 日):

半个月内发作 1 次,约 1h,抽搐哭泣,自动恢复,当时恐惧感明显。月经推迟,痛经。

查体:舌淡红,苔薄白腻,脉沉滑。

补充诊断:颈椎病。

处方:

(1)栝楼 30g,杏仁 9g,甘草 6g,厚朴 9g,枳实 9g,茯神 30g,桂枝 12g,白术 12g,柴胡 9g,白芍 15g,钩藤 15g,连翘 15g,黄芩 12g,半夏 9g,川芎 15g,生龙骨 30g,生牡蛎 30g。7 剂,水煎服。

(2)枣安胶囊,2 粒,3 次/d。

(3)酒石酸美托洛尔,12.5mg,1 次/d。

(4)颈椎推拿、理疗。

按语:患者头晕明显,无耳鸣、呕恶等伴发症状,考虑为中枢性眩晕,既往的各项检查资料排除其他致病因素,颈肌紧张提示有颈椎病。X 线片提示有颈椎曲度变直,棘突序列不整的改变。而颈椎病往往和焦虑并存且互为因果。所以用外治法给予颈椎的复位,对痫病的治疗也有帮助。

四诊(2014 年 4 月 24 日):

未发作,余症同前,口苦口干。

查体:BP:100/56 mmHg,P:75 次/min,舌淡红,苔白厚腻,脉沉缓。

处方:

(1)栝楼 30g,杏仁 12g,厚朴 9g,枳实 9g,茯神 30g,桂枝 12g,白术 15g,柴胡 9g,白芍 15g,黄芩 12g,半夏 9g,炒栀子 15g,升麻 6g,黄芪 30g,蔻仁 6g,生龙骨 30g,生牡蛎 30g。7 剂,水煎服。

(2)枣安胶囊,2 粒,3 次/d。

(3)酒石酸美托洛尔 12.5mg,1 次/d。

五诊(2014 年 5 月 1 日):

近半月未发作,有时惊吓。

查体:舌淡红,苔薄白,脉沉滑。

处方:

(1)栝楼 30g,薤白 12g,半夏 9g,桂枝 12g,厚朴 9g,枳实 9g,柴胡 9g,黄芩 15g,郁金 15g,香附 15g,炒栀子 15g,蔻仁 6g,黄芪 30g,生龙骨 30g,生牡蛎 30g。7 剂,水煎服。

(2)枣安胶囊、酒石酸美托洛尔继用。

六诊(2014 年 5 月 8 日):

偶有心慌,口苦,月经 40 余天未行,乳房胀痛、热痛。

查体:舌淡红,苔淡黄腻,脉沉滑。

处方:

(1)丹皮 9g,炒栀子 15g,柴胡 9g,白芍 15g,茯神 30g,白术 15g,郁金 15g,川楝子 15g,香附 12g,桂枝 12,皂刺 20g,当归 15g,茵陈 15g,生龙骨 30g,生牡蛎 30g。7 剂,水煎服。

(2)枣安胶囊,2 粒,2 次/d。

七诊(2014 年 5 月 15 日)：

近 1 周每天有突发腹痛,几分钟可过,口苦。月经来潮,痛经,色黑。

查体:舌淡红,苔淡黄腻,脉沉滑。

处方:

(1)上方加艾叶 15g,红花 12g。7 剂。水煎服。

(2)枣安胶囊,2 粒,2 次/d。

八诊(2014 年 5 月 22 日)：

今日上午 10 时左右发生 1 次,全身无力、心慌,未吐,哭泣,左手麻木。

查体:舌淡红,苔淡黄腻,脉沉滑。

实验室检查:

脑电图:发作后脑电图正常。

处方:

(1)白栀和肝丸,9g,2 次/d。

(2)枣安胶囊,2 粒,2 次/d。

(3)酒石酸美托洛尔,12.5mg,2 次/d。

按语:患者已连续 1 个月未出现以往四肢抽搐伴哭笑的症状。但有数次几分钟的腹痛,和今晨的不典型发作,需要排除特殊型的癫痫。经脑电图检查,可以排除。白栀和肝丸为王静怡主任医师的科研药品,以清肝除烦柔肝解郁为治则,以丹栀逍遥散合柴胡加龙骨牡蛎汤化裁,为调养气郁体质开发。枣安胶囊也是王静怡主任医师的经验方,每粒含硝基安定 1.25mg(1/4 片)及酸枣仁浸膏等中药。

九诊(2014 年 7 月 3 日)：

1 个半月未就诊,期间发作 1 次,较轻。在当地医院就诊后,加服黛力新每日 1 片已 20d,谷维素、百乐眠胶囊同时服用,恐惧略减,夜晚多梦,时有失眠。

查体:舌淡红,苔薄白腻,脉沉滑。

处方:

(1)黛力新,1 片,1 次/d。

(2)谷维素,20mg,2 次/d。

(3)白栀和肝丸,9g,2 次/d。

(4)枣安胶囊,2 粒,1 次/d,晚上服。

(5)指导行为训练。

按语:患者就诊至今已 3 个多月,从每月发作 2 次,到 20d 前只较典型发作 1 次,说明病情有所控制。当地医院给服黛力新,针对其焦虑和抑郁的情绪,也为正确,且用剂量较小。已服 20d,刚刚开始临床起效,故保持服用。

十诊(2014 年 7 月 17 日):

半月内发作 1 次,持续几分钟,未哭。恐惧感减轻,纳差。

查体:BP:116/ 66 mmHg,P:96 次/min,舌淡红,苔薄白腻,脉沉细。

处方:上药继用。

十一诊(2014 年 8 月 28 日):

近 40d 未发作,睡眠中有心慌,思睡,易惊吓。

查体:BP:117/63 mmHg,P:96 次/min,舌淡暗,苔薄白腻,脉沉滑略缓。

处方:

(1)黛力新、谷维素继用。

(2)酒石酸美托洛尔,12.5mg,1 次/d。

(3)白栀和肝丸,9g,2 次/d。

(4)枣安胶囊,2 粒,1 次/d,晚上服。

十二诊(2014 年 10 月 6 日):

因 2 个月一直未发作,遂自行将中西药全部停用。近半月癔症发作 2 次,连续 2d,恢复用药后再未发作,心慌、气短。

查体:舌淡红,苔薄白,脉沉滑。

处方:

(1)黛力新,1 片,1 次/d。

(2)酒石酸美托洛尔,12.5 mg,1 次/d。

(3)白栀和肝丸,9g,2 次/d。

(4)枣安胶囊,2 粒,1 次/d,晚上服。

(5)谷维素,2 粒,2 次/d。

十三诊(2014 年 11 月 20 日):

近 1 个半月未发作癔症,昨晚有心慌气短感,美托洛尔未按时服用。

查体:舌淡红,苔薄白,脉沉细。

处方:

(1)黛力新,1 片,1 次/d。

(2)酒石酸美托洛尔,12.5mg,1 次/d。

(3)白栀和肝丸,9g,2 次/d。

(4)枣安胶囊,2 片,1 次/d,晚上服。

(5)谷维素,20mg,3 次/d。

十四诊(2015 年 4 月 5 日):

半年内未发作,黛力新已服 1 年,饮食、二便正常。体重有所增加。

检查:舌淡红,苔薄白,脉沉滑。

处方:

(1)黛力新,1 片,1 次/d。

(2)酒石酸美托洛尔,12.5mg,1 次/d。

(3)谷维素,20mg,1 次/d。

(4)丹栀逍遥胶囊,4 片,2 次/d。

(5)枣安胶囊,1 粒,1 次/d,晚上服。

十五诊(2015 年 8 月 15 日):

癔病已持续 10 个月未发作,患者的精神面貌有明显改善。舌质、舌苔、脉象的郁滞、湿热之象也有明显好转。

处方:继用上药。

十六诊(2015 年 11 月 22 日):

癔病已持续 13 个月未发作,坚持服用黛力新 1 片/d 已经 1 年 3 个月,情绪仍有波动,不能受较大的刺激。曾忘记服药后,有不适感,无心慌。饮食、二便、月经正常。体重已增加 5kg。

查体:BP:124 / 72 mmHg,P:90 次/min,舌淡红,苔薄白腻,脉沉滑,四末不温。

实验室检查:

复查体质辨识:气虚质 40.6 分,阳虚质 21.4 分,阴虚质 15.6 分,痰湿质 37.5 分,湿热质 29.1 分,气郁质 64.3 分。综合评定为:气郁兼气虚体质。

处方:

(1)停用酒石酸美托洛尔。

(2)黛力新、谷维素继用。

(3)丹栀逍遥胶囊,4 粒,2 次/d。

(4)固本培元膏,20mL,2 次/d。

以上两药隔日交替服用。

按语:癔病本身与患者的神经类型有关,属于弱而不均衡的类型。其有遗传因素,也与后天的成长环境和目前所处的生存状况有关,成因复杂,属于心身疾病。患者历时 3 年反复发作,工作和家庭生活受到很大影响。患者的体质 5 项均高,综合分析后,因阳虚为气虚之甚,痰湿久则化热。所以定为气郁湿热兼有阳虚体质。经过 1 年半的调理,患者已持续 13 个月癔病未发作,各方面状况明显改善。复查 2 项体质已转正常,气郁质仍然最高,但已减少 21 分,气虚质仍高,痰湿质在临界水平。考虑患者之前为阳虚体质,进入冬季,又四末不温,所以应疏肝解郁,温阳补气,以鼓舞阳气促进水湿代谢,也可对抗抗抑郁药使体重增加的副作用。

医案 18

周某,女,42 岁。

初诊(2013 年 4 月 25 日):

极度怕冷,全身关节疼痛 5 年。尤以双下肢为重,但无红肿。双膝关节常年需戴护膝,脚面不能穿浅口鞋。胃脘凉,稍有饮食不慎则腹泻便溏。月经后期,痛经,时有失眠多梦。查甲状腺功能正常,风湿有关化验正常。

查体:BP:86/65 mmHg,P:83 次/min,舌淡暗,苔薄白根腻,脉沉细尺弱。面色萎黄,四末不温,无浮肿。

实验室检查:

体质辨识:阳虚质 82 分,气虚质 68 分。

诊断:阳虚体质

处方:固本培元膏,30mL,1 次/d。

二诊(2013 年 7 月 28 日):

固本培元膏口服 6 瓶(3 个月),怕冷略有改善。虽已盛夏,双膝关节仍冷痛,戴发热的护膝才可。脚面凉,大便溏。

查体:舌淡红,苔白厚腻,脉沉细尺弱。

处方:

(1)独活 15g,桑寄生 30g,秦艽 15g,防风 9g,细辛 6g,干姜 12g,桂枝 12g,茯苓 30g,制附片 12g,白术 15g,白芍 15g,红花 9g,连翘 15g。7 剂,水煎服。

(2)固本培元膏 30mL,与上方隔日交替服用。

按语:固本培元膏是王静怡主任医师根据明代张景岳的右归丸加减而制成的膏方,因为是调养的膏方,需要较长期的服用,为了最大限度地保证用药的安全性,未用燥烈的肉桂、制附片等药,而重点用鹿角胶、菟丝子为君药,因为服用的主要是中年以上的人群,加入了天麻、怀牛膝等药,已经临床应用10余年。用于肾阳虚患者或亚健康人群,调养可冬季服用,治病可四季服用。本例患者既有肾阳虚,也有寒邪外侵,所以用独活寄生汤化裁散寒祛湿,温阳通络。与固本培元膏温阳固本,培补脾肾相辅相成,治疗此患者应是内外兼治。

三诊(2013年8月11日):

大便溏、睡眠好转。月经来潮,腿易凉,右膝关节疼痛、发凉。

查体:舌淡红,苔薄白,脉沉细。

处方:

(1)独活15g,桑寄生30g,防风12g,细辛6g,干姜12g,桂枝12g,川牛膝15g,制附片12g,木瓜15g,全虫3g,黄芪30g,汉防己9g。7剂,水煎服。

(2)固本培元膏30mL,隔日交替服用。

(3)膝关节治疗1次。

四诊(2013年9月8日):

膝关节疼痛好转,天气变化时发凉,月经来潮,痛经。

查体:舌淡红,苔微黄,脉沉细。

处方:

(1)独活15g,桑寄生30g,防风12g,细辛6g,艾叶9g,桂枝12g,川牛膝15g,木瓜15g,全虫3g,黄芪30g,汉防己9g。7剂,水煎服。

(2)固本培元膏,服法同上。

五诊(2013年9月22日):

右下肢时有疼痛。

查体:舌淡红,苔薄白腻,脉沉细。

处方:

(1)独活15g,桑寄生30g,防风12g,细辛6g,干姜15g,桂枝12g,川牛膝30g 制附片15g,木瓜15g,红花15g,皂刺15g,鸡血藤

30g。7剂,水煎服。

(2)固本培元膏,服法同上。

六诊(2013 年 10 月 20 日):

受凉后双下肢发凉,口腔溃疡,感冒咽干,头痛。

查体:咽红,舌淡红,苔薄白腻,脉沉滑。

处方:

(1)独活 15g,桑寄生 30g,防风 12g,红花 12g,干姜 15g,桂枝 12g,川牛膝 30g,制附片 15g,木瓜 15g,皂刺 15g,鸡血藤 30g,连翘 15g,焦三仙各 9g。7剂,水煎服。

(2)固本培元膏,服法同上。

七诊(2013 年 11 月 3 日):

右膝关节疼痛,四末不温,大便成形,口黏。

查体:舌淡红,有齿痕,苔淡黄腻,脉沉细。

处方:

(1)独活 15g,桑寄生 30g,防风 12g,红花 15g,干姜 15g,白术 15g,桂枝 15g,川牛膝 30g,制附片 15g,皂刺 15g,鸡血藤 30g,木瓜 15g,焦三仙各 9g。7剂,水煎服。

(2)固本培元膏,服法同上。

八诊(2013 年 12 月 14 日):

汤药停用 2 周,关节疼痛减轻,固本培元膏仍坚持服用,身上时有风疹,双脚仍有凉感,月经周期正常,有血块,无痛经。

查体:舌淡红,苔薄白根腻,脉沉滑。

处方:固本培元膏,20mL,改为 1 次/2d。

九诊(2014 年 2 月 17 日):

腿痛好转,睡眠好转,月经准时。

查体:舌淡红,有齿痕,苔薄白腻,脉沉细尺弱。

处方:固本培元膏,20mL,1 次/2d。

十诊(2014 年 3 月 23 日):

双下肢仍有凉感,关节贴膏药,右腿较重,偶有上火,大便可。

查体:舌淡红,苔薄白,脉沉滑。

处方:

(1)菊花 50g,金银花 50g,泡水饮。

(2)固本培元膏,20mL,1 次/2d。

十一诊(2014 年 4 月 20 日):

喝菊花水后大便溏,月经后精神较差。

查体:舌淡红,苔薄白腻,脉沉滑。

处方:固本培元膏,20mL,1 次/2d。

按语:虽然经过 1 年的调补,患者的病情有了明显的好转,但是得之父母的遗传及自身几十年社会环境、自然环境的影响而形成的体质,的确不易改变。仅仅饮用菊花泡水,即可引起便溏,说明阳气虚之甚。所以,仍用固本培元膏,隔日服用 1 次,继续服用。

十二诊(2014 年 7 月 1 日):

症减,时有小腿乏困,月经来潮,有血块。

查体:BP:106/69 mmHg,P:85 次/min,舌淡红,苔薄白,脉沉细。

处方:固本培元膏,20mL,1 次/2d。

十三诊(2014 年 8 月 17 日):

月经第一天痛经,量不多。最热时穿一条七分裤,变天时脚心凉。

查体:舌淡红,有齿痕,苔薄白腻,脉沉滑尺弱。

处方:固本培元膏,20mL,1 次/2d。

十四诊(2014 年 10 月 19 日):

感冒后嘴角糜烂,痛经好转。

查体:BP:118/82 mmHg,P:92 次/min,舌淡红,苔薄白根腻,脉沉细尺弱。

处方:固本培元膏,20mL,1 次/2d。

十五诊(2015 年 3 月 5 日)：

停药 1 个月,感冒后大便溏,月经提前 3d,服药后略有好转,今日劳累。

查体：舌淡红,苔薄白腻,脉沉细。

处方：固本培元膏,20mL,1 次/2d。

十六诊(2015 年 5 月 17 日)：

运动后有劳累感,下肢凉感。月经量少,周期正常,第一天有轻度痛经,口腔溃疡。

查体：舌淡红,苔薄白,脉沉滑。

实验室检查：

复查体质辨识：阳虚质 41.5 分,气虚质 20 分。

处方：固本培元膏,20mL,1 次/2d。

按语：患者调养已经 2 年,关节疼痛基本消失。2014 年冬季也只隔日服用固本培元膏 20mL。今日复查体质辨识,阳虚质 41.5 分,气虚质 20 分,较前降低 50% ~70%,疗效显著。嘱患者停药,于每年冬季可以再进服 3 ~4 个月。体质是一个人相对稳定的身心素质,与遗传和生长的自然环境、社会环境的长期影响有关,但是在一定程度上是可以通过有针对性的调养逐渐改善的。本例由于患者的依从性较好,坚持 2 年,取得了显著的疗效,提高了生活质量。

医案 19

常某,男,54 岁。

初诊(2016 年 5 月 3 日)：

全身反复皮疹伴瘙痒 2 年。被西医医院皮肤科诊断为"神经性皮炎",用过外用药如皮炎平、酮康唑等,间断服过中药,时好时坏,始终未能根治,皮损逐渐增加。瘙痒、烦躁,小便时有赤痛。近年工作压力较大,曾发现血压偶有增高,血糖轻度增高,复查又转正常。体检未见其他明显异常。

查体:BP:130/80mmHg,可见头部、颈部、四肢、躯干散在淡红色肥厚性斑块,表面有苔藓样改变,可见抓痕。舌淡红,苔薄白腻,脉沉滑。

实验室检查:

体质辨识:特禀质67.86分,湿热质62.5,血瘀质39.29分。

诊断:

(1)泛发性神经性皮炎;

(2)特禀兼湿热体质。

处方:炒栀子12g,柴胡9g,白芍15g,茯神30g,白术12g,当归15g,黄芩12g,半夏12g,茵陈15g,鸡血藤30g,苦参12g,蛇床子12g,丝瓜络12g。14剂,水煎服。

二诊(2016年5月6日):

患者在外地来电话,服药3d,皮损已有改善,但服药后有胃脘不适,呕吐2次。嘱其在药较热时服用,每次少服,多次将1d药量服完。如仍不能耐受,可将1d的药量分2d服用。

三诊(2016年5月18日):

患者来电话,14剂药服完后,全身皮疹大部分消退。因为自觉疗效好,坚持每天1剂多次服用,再未出现呕吐。路远不能前来,询问下一步治疗方案。告之继用上方14剂。

按语:本例泛发性神经性皮炎,久治不愈,给患者造成很大困扰。加之其有工作压力大,烦躁等因素,甚至使血压、血糖出现了轻度异常,这些状况使这种心身疾病更难痊愈。体质辨识提示特禀兼湿热体质,说明其有过敏因素及缠绵难愈的湿热内蕴。用小柴胡汤化裁疏肝清热,健脾燥湿,用苦参、蛇床子强化清热燥湿解毒,病在皮肤腠理之间,故用鸡血藤、丝瓜络疏通络脉之气血。开始服药时的胃脘不适、呕吐,可能与方药过于苦寒有关,特别是苦参,味怪奇苦,12g用量恐嫌过大。患者为壮年,加之疗效较好,增加了患者的依从性。之后脾胃逐渐适应,再无大碍。

四诊(2016 年 7 月 31 日):

患者来诊。自述后来又自行服用上方 14 剂。诉皮损消失约 1 个月。汗出多,体臭,有疲乏感,思睡。尿频,夜尿 2~7 次,吃不合适易腹泻,大便黏滞不爽,不成形。眼睛分泌物多。

查体:BP:150/72 mmHg,P:75 次/min,舌淡红,苔薄白,脉沉滑,检查全身已看不到皮疹,皮肤正常。

处方:炒栀子 9g,柴胡 9g,白芍 15g,茯神 30g,白术 12g,茵陈 15g,冬瓜皮 15g,决明子 15g,黄芩 9g,半夏 12g,黄芪 30g,防风 9g,升麻 6g,肉桂 6g。10 剂,水煎服。

按语:因患者在外地,工作较忙,近 3 个月未来复诊,间断服用第一次就诊时所开方剂共 42 剂,困扰 2 年未愈的泛发性神经性皮炎临床痊愈。因其有特禀体质,说明正气本就不足,上方苦寒之药较多,久服致伤气之症显现,但湿热之邪尚未全清。故去苦参、蛇床子,加玉屏风散补气固表,升麻、肉桂鼓舞脾肾阳气。

五诊(2016 年 8 月 21 日):

疲乏、思睡诸症减。阴囊潮湿,夜尿多,汗出仍较多,眼睛分泌物多,大便略有改善。

查体:舌淡红,有齿痕,苔薄白腻,脉沉滑。

处方:黄芪 30g,白术 15g,防风 9g,茯苓 30g,熟地 15g,山萸肉 12g,山药 30g,黄柏 9g,乌药 12g,肉桂 6g,茵陈 15g,黄芩 9g,鸡血藤 15g,菟丝子 20g。14 剂,水煎服。

按语:虽湿热之体质、湿热诸症尚在,但脾肾之虚已现。故用玉屏风散合六味地黄丸化裁,用菟丝子平补阴阳,肉桂助膀胱气化,黄芩、茵陈、黄柏清利三焦湿热。

六诊(2016 年 11 月 26 日):

来人取药。诉诸症均减。夜尿日 3 次。

处方:上方加桑寄生 30g,继用 7 剂,水煎服。

七诊(2017 年 1 月 12 日):

时间已逾半年,神经性皮炎未再复发。仍有盗汗,阴囊潮湿的症状,夜尿 5~6 次,大便已正常。怕热较多,口渴引饮。

查体:舌淡红,有齿痕,苔薄白腻,脉沉滑。

处方:

(1)固本育阴膏,30g,1 次/d。

(2)炒栀子 12g,柴胡 9g,白芍 15g,茯神 30g,白术 15g,黄芪 30g,防风 9g,桂枝 12g,五味子 15g,石膏 20g,黄柏 12g,菟丝子 30g,锁阳 15g。14 剂,水煎服。

按语:特禀体质之人,气血阴阳之虚均可存在。本例患者以"泛发性神经性皮炎"就诊,当时以湿热证表现为主,以疏肝清热,健脾燥湿为主要治则,效果良好。之后各种虚性证候逐渐显现,遂以补虚为主,兼以清利湿热。使诸虚证得以调理,皮炎疗效巩固不再复发。6 月电话随访,神经性皮炎已 1 年未发,一般情况良好。

医案 20

万某,女,46 岁。

初诊(2016 年 4 月 12 日):

发作性头痛 30 年。每月发作十几次,甚则几十次,以两侧太阳穴胀、跳痛为主,每次持续几小时至几天。伴恶心呕吐,无耳鸣。无明显先兆症状,早期可为睡眠终止,近 10 年无法中止。头颅 MR 检查正常。服过治疗偏头痛的药,止痛有效,复发无效。经常失眠达 10 余年,入睡困难,多梦,打呼噜。烦躁易怒,背冷,时有潮热汗出,便秘,小便正常。月经未潮 3 年。

查体:BP:112/80 mmHg,P:71 次/min,舌淡红略暗,有裂纹,苔薄白、根厚腻,脉弦滑。

实验室检查:

体质辨识:气虚质 37.5 分,阳虚质 71.43 分,阴虚质 71.88 分,血瘀质 67.86 分。

诊断：

（1）非典型性偏头痛；

（2）阴阳两虚兼血瘀体质。

处方：

（1）固本培元膏，20mL，2 次/d。

（2）当归 30g，川芎 15g，桃仁 15g，红花 15g，莪术 15g，三棱 15g，黄芪 30g，桂枝 12g，生龙骨 30g，生牡蛎 30g，怀牛膝 30g，决明子 15g，钩藤 30g，生大黄 6g。10 剂，水煎服。

以上两药隔日交替服用。

二诊（2016 年 5 月 1 日）：

服药 20d 后，头痛减轻，汗出多，潮热便秘好转。

查体：舌暗淡，苔黄厚腻，脉沉滑。

处方：

（1）固本培元膏，30mL，1 次/d。

（2）中药上方，加白术 12g，防风 9g。14 剂，水煎服。

按语：既往的临床经验中，发现凡血管性头痛的患者，阳虚血瘀者较多，也屡有不少治疗成功的案例。本例患者为非典型性偏头痛，病史长，未找到病因。伴随 10 余年的失眠多梦，患者又值更年期，有焦虑情绪存在。体质辨识为阴阳两虚，因阳虚包含气虚，两者相加为 108 分，故以阳虚为主，兼有气滞血瘀。以固本培元膏温补脾肾之阳，鼓舞气血运行，以补阳还五汤化裁补气活血化瘀，通则不痛。以生龙牡、怀牛膝、钩藤、决明子镇肝熄风引血下行，以止疼痛，平焦躁，少用生大黄通便使邪有出路。用药 20d 后，出现舌苔黄、厚腻，汗出多，加用白术、防风，套用玉屏风散，并增强健脾化湿之功。

三诊（2016 年 5 月 26 日）：

头痛明显减少，仍 2~3d 发作 1 次，持续时间 2~3h，程度减轻，偶有呕吐，大便正常，睡眠改善。

查体:舌暗淡,苔薄白,脉沉滑。

处方:

(1)固本培元膏,30mL,1 次/d。

(2)当归 30g,川芎 15g,桃仁 15g,红花 15g,莪术 15g,三棱 15g,黄芪 30g,桂枝 12g,生龙骨 30g,生牡蛎 30g,怀牛膝 30g,决明子 15g,钩藤 30g,肉苁蓉 12g。14 剂,水煎服。

以上两药隔日交替服用。

四诊(2016 年 6 月 30 日):

1 个月余头痛发作 1 次,无呕恶,纳差,二便可。

查体:舌暗红,苔薄白腻,脉沉细。

处方:

(1)固本培元膏,30mL,1 次/d。

(2)上方加连翘 12g。14 剂,水煎服。

五诊(2016 年 7 月 24 日):

近 1 个月头痛发作 1 次,持续 1d。平时仍有阵发性闷痛,月经来潮 1 次,睡眠改善,梦减少,仍有背冷感。游走性全身不定处痛,感冒咳嗽 5d。

查体:BP:104/70 mmHg,P:85 次/min,舌暗红,苔淡黄、厚腻,脉沉滑。

处方:

(1)栝楼 30g,杏仁 9g,甘草 6g,厚朴 12g,枳实 9g,茯神 30g,白术 15g,蔻仁 9g,川芎 15g,当归 15g,三棱 15g,莪术 15g,桂枝 12g,怀牛膝 20g。14 剂,水煎服。

(2)固本培元膏,30mL,1 次/d。

以上两药隔日交替服用。

六诊(2016 年 10 月 20 日):

上药服完后,约停药 2 个月,头痛未犯。但近期胃脘疼痛,失眠多梦,潮热汗出,便溏。

查体：舌暗红，苔薄黄腻，脉弦滑。

处方：

（1）黄芪30g，川芎15g，当归15g，赤芍15g，桃仁15g，红花12g，茵陈15g，黄芩9g，柴胡9g，怀牛膝20g，决明子20g，白术15g，防风9g。14剂，水煎服。

（2）固本培元膏，30mL，1次/d。

以上两药隔日交替服用。

按语：患者坚持服药4个月后停药，2个月未犯头痛。但原有的体质改变尚需时日。更年期的症状仍然比较明显。遵照前述治则，套用小柴胡汤疏肝解郁，清利湿热，再服药1个月，巩固疗效。之后随访，困扰患者30年的头痛治愈，未再就诊。

第五章　师徒对话

一、颈椎病

医学硕士　陕西中医药大学脑外科副主任医师　柯尊华

柯尊华(徒)：为什么现在青年颈椎病这么多?

王静怡(师)：这主要与生活方式有关。日常学习、生活习惯不良,如长时间看手机、电脑,长时间看电视,卧床看书等;生活、工作节奏快,从事 IT、财会、文秘、司机、理发师等低头工作的青年缺少体育锻炼;他们的共同特征是颈椎长时间处于屈曲状态,颈后肌肉及韧带组织超时负荷,易引起劳损,加之夏季空调环境的寒邪刺激等。以上因素造成颈椎病的患病率不断上升,且发病年龄有年轻化的趋势。

柯尊华(徒)：中医传统如何认识颈椎病?

王静怡(师)：正常人体颈椎稳定性由 2 大部分组成:①内源性稳定:包括椎体附件椎间盘和相连接的韧带结构,为静力平衡;②外源性稳定:主要为附着于颈椎的颈部肌肉,为动力平衡,是颈脊柱运动的原动力。在神经系统的调控下,内外源性稳定结构之间的平衡关系(动静力平衡)维持着颈脊柱的稳定。这一帆缆样的筋(肉)骨结构形式在《灵枢·经脉》中被概括为"骨为干,脉为营,筋为刚,肉为墙",颈椎病的发生病机在于内外因导致的筋骨失衡。

根据《灵枢·经筋》篇所述的十二经筋循行部位得知:手三阳经筋和足三阳经筋与颈部的联系密切:①经筋在生理上起连缀百骸、

稳定关节、保护内脏和司运动等作用,如《素问·痿论》曰:"宗筋主约束而利机关。"《灵枢·师传》:"身形支节者,脏腑之盖也。"②经筋、经脉受肝肾脾胃气血之濡养,如《素问·痿论》曰:"阳明者五脏六腑之海,主润宗筋。"《素问·六节藏象论》曰:"肝者其充在筋。"《素问·太阴阳明论》曰:"今脾病不能为胃行其津液,四肢不得禀水谷气,气日以衰,脉道不利,筋骨肌肉皆无气以生,故不用焉。"《素问·经脉别论》曰:"食气入胃,散精于肝,淫气于筋。"《素问·上古天真论》云:"三八而肾气平,筋骨劲强……七八肝气衰,筋不能动。"③肘、腋、髀、腘,左右各一,是为八虚。上肢肩、肘、腕,下肢股、膝、踝六大关节,左右共十二,是为十二节。八虚、十二节等是人体经筋系统中反映病候的部位。如《灵枢·邪客》云:"人有八虚,……以候五脏,……肺心有邪,其气留于两肘;肝有邪,其气留于两腋;脾有邪,其气留于两髀;肾有邪,其气留于两腘。凡此八虚者,皆机关之室,真气之所过,血络之所游,邪气恶血,固不得住留;住留则伤筋络骨节机关,不得屈伸,故拘挛也。"《灵枢·九针十二原》曰"所言节者,神气之所游行出入也,非皮肉筋骨也。"

柯尊华(徒):青年颈椎病和中年以上颈椎病在临床表现上有何不同?

王静怡(师):我们前期通过对 138 例 15~30 岁青少年颈椎病患者临床特征及颈椎 X 线片的分析,总结出了青少年颈椎病与中老年颈椎病临床表现上的差异。青少年颈椎病 X 线改变的特点是颈椎小关节紊乱引起的以颈椎失稳为主,以曲度变直或反曲和椎体的轻度旋转错位为最突出的表现。临床特征以颈型、椎动脉型、交感神经型的症状体征为主。不同于中老年因椎间盘退化造成椎间隙的狭窄和椎间盘的脱或突出、骨质增生形成骨赘、韧带钙化等经典表现。一般认为,20 岁以后纤维环即开始出现变性,而髓核的退变发生在 25~30 岁之后。退行性变累积的结果是椎间盘膨出或突出、椎体移位、椎间隙变窄、骨赘形成,这些骨性改变所致的脊髓、血管、神经等结构的静态机械压迫是颈椎病的主要原因之一。这就是青少年颈椎病少见神经根型、脊髓型的原因。

柯尊华(徒):青年颈椎病的主要治疗方法有哪些?

王静怡(师):青年颈椎病的治疗方法主要有外治法和内治法。外治法包括传统的颈椎推拿和中医的整脊疗法。内治法主要为舒筋活络、活血通脉,以及情志的调整。

柯尊华(徒):您的治疗经验是什么?

王静怡(师):青少年颈椎病的特点以外源性稳定系统失衡(主要为附着于颈椎的颈部肌肉)为始动因素,引起脊柱在水平、垂直及旋转等3D空间的复杂错位,表现为颈曲异常和椎体的旋转错位。所以手法复位应是青少年颈椎病的主要治疗方法。颈椎周围肌群,尤其是颈伸肌肌力变化是颈椎病发生和发展的重要因素,作用于颈伸肌群的非手术疗法是颈椎病康复的有效手段,对内源性静力系统的调整必须用活动关节类手法来实现。这需要有较高的专业基础知识的支持,也需要经过长期训练、娴熟的手法技巧,以及将全身的经络调理和治病相结合的方案。由于颈椎曲度变直、反张、侧弯等改变,整个脊柱都处于异常状态,所以传统的颈椎推拿和中医的整脊疗法相结合,是治疗青少年颈椎病的较佳方案。颈椎扳法被广泛地应用于颈椎病的治疗,有颈部斜扳法、颈椎旋转定位扳法等多种方法,青少年处于成长发育阶段,肌肉的自愈能力较强,临床康复较成年人迅速,为了避免继发性的损害,扳法的应用需谨慎。

中药内服不仅需要舒筋活络、活血通脉,还必须注意对情志的调整。十几年前在治疗颈椎病的院内制剂为防葛解痛片,君药为汉防己、葛根,主要功效是祛湿通络、解肌舒筋。动物实验证明其有抗焦虑、镇痛的作用。目前改进的葛根解肌胶囊以葛根、远志为君药,功效为解肌止痛、安神舒心,加强了对情志的干预。动物实验初步表明,其有镇静和镇痛的作用。

理疗的目的是放松肌肉、改善循环、消除水肿等,可以多种方法交替进行。中药的涂擦和远红外线照射结合、中药熏蒸等是比较好的方法。

柯尊华(徒):谢谢老师的教诲。

二、体质辨识

医学博士 陕西省中医医院老年病科副主任　李玲

李玲(徒):王老师,中医古籍中有关体质的学说主要有哪些?

王静怡(师):体质是医学发展过程中既古老而又现代的话题。早在《内经》中就明确指出了人有刚柔、强弱、高低、阴阳、肥瘦等差异,如《灵枢·寿夭刚柔》说:"人之生也,有刚有柔,有弱有强,有短有长,有阴有阳。"再如《灵枢·阴阳二十五人》中的"五形之人"等,使用"形""质"等以表示体质的概念。宋代名医钱乙《小儿药证直诀》将小儿的体质特征精辟地概括为"成而未全""全而未壮""脏腑柔弱,易虚易实,易寒易热"。后来,明代医家张介宾在《景岳全书·杂证谟·饮食门》中说:"矧体质贵贱尤有不同,凡藜藿壮夫,及新暴之病,自宜消伐。"最早运用"体质"一词。现代医家接受体质一词,普遍用它来表述不同个体的生理特殊性。

李玲(徒):中医体质分几种?体质辨识是怎么做的?

王静怡(师):依据2009年4月9日中华中医药学会发布的《中医体质分类与判定》,将中国人的体质分为平和质、气虚质、阳虚质、阴虚质、痰湿质、湿热质、血瘀质、气郁质、特禀质9种类型。体质辨识的方法,分几个步骤。①填写中医体质分类与判定自测表,量表有60多道选择题。每种体质约有8道题,都是某种体质的代表症状,但每道题在体质中所占权重不同。测试者根据近1年来自己的情况,按照5个深浅层次进行填写。②填写完毕,经过计算机处理,即可获知各种体质的得分。平和质要求得分在70分以上,而且其他体质的得分应该低于30分。其余8种病理体质如果超过30分,即可认为有这种体质倾向;如果超过40分,就视同具有某种体质。但是结果判定仍需要医师进行诊断,尤其是出现几种体质同时存在的情况,需要根据患者实际情况,四诊合参,综合判断。

李玲(徒):体质辨识的检查中应注意的问题有哪些?

王静怡(师):主要注意两点。第一,被检测者在短时间内快速回答,一些主观感受在程度上可能会把握不准、产生误差;对中医术语理解不够,做出不准确的选择,另外,被检测者性格、心理、受教育程度不同等也会对结果产生一定的影响。因此,进行体质辨识应指定有经验的医生亲自问诊,进行信息采集,最大限度地减少人为偏差,确保体质辨识结果的准确性。第二,体质首先得之于遗传,而饮食习惯、居住环境、社会环境,药物干预等都会对体质产生影响。体质各类型可相互交错存在。可能出现不同时间段,同一人出现不尽相同的体质。这说明体质除了遗传的因素之外,后天的自然环境、社会环境的影响也起到很大的作用。体质是一个人相对稳定的身心素质,不可能短时间内发生很大的变化,但是,较长期的药物、养生等手段的干预,是可以逐渐发生改变的,这就是体质可调论。

王静怡(师):临床上单一体质少见,交叉体质多见,你如何认识?

李玲(徒):虽然规定了9种体质类型,但生活中很多人的体质是多种类型交叉的,如气虚质兼有阳虚质,痰湿质兼有气郁质,阳虚质兼有湿热质等。多数情况下人们所显现出的往往是几种体质并存,我认为老年人交叉相兼体质居多。例如,老年痰湿体质之人,一般多见超重或肥胖、喜食肥甘食物、面部或额部油脂较多,其次白天易困、睡则鼾起,上眼睑常有肿起,若伴有皮肤粗糙,舌下静脉瘀紫或舌边有瘀点,则是兼夹血瘀体质的表现。

王静怡(师):9种类型体质是概括的典型表现,实际上单纯一种体质的人应该是少数。大部分人都是混合型体质。就像世界上没有两个人是一模一样的,世人也绝不是只分为9类,绝大多数的人是兼有比较明显的2~3种体质的混合体质,其他的体质特征也或兼有一二。比如：气虚血瘀质、阳虚痰湿质等。这样才构成了百人百性的大千世界，也才有了中医的因人、因地、因时的辨证施治、个体养生。特别是老年人，大部分都是多种体质因素混合，同时还患有多种疾病。调养需要权衡，"急则治其标，缓则治其本"，或标本兼治或治养结合。临床如战场，知己知彼方能百战不殆。小儿体质特点是脏腑娇嫩、形气未充，生机蓬勃、发育迅速，最重要的一点是体质可塑、体质多变。我们接触不多，儿科倒是一个很好的研究课题。

李玲（徒）：我们知道，"阳为气之渐""气滞则血瘀"，"痰湿蕴久发热则湿热互结"，在 9 种体质的判定取舍方面，您有什么经验？

王静怡（师）：在一个患者同时两种相近体质得分均高的情况下，的确需要有所取舍，以便于我们制订治则，也便于指导患者养生。根据中医理论及我们的临床观察，我们用以下原则指导取舍。在同时有气虚和阳虚存在的情况下，一般诊断为阳虚体质；在同时有痰湿和湿热存在的情况下，一般诊断为湿热体质；在同时有气郁和瘀血存在的情况下，一般诊断为瘀血体质。但如果气虚分高于阳虚分 20 分，痰湿分高于湿热分 20 分，气郁分高于瘀血分 20 分，则诊断为气虚、痰湿或气郁体质。

李玲（徒）：您带领我们完成的 15282 例体质辨识总结，都有哪些发现？

王静怡（师）：我们对 2011～2015 年门诊及住院的 15282 例患者和亚健康人群的临床资料进行回顾性分析。结果有不少有意义的发现。

（1）15282 例中，平和质 368 例，占总人数的 2.4%。单纯一种体质者 3864 例，占总人数的 25.28%；2 种以上混合体质者 11050 例，占总人数的 72.31%。

（2）在所有就诊的患者中，73.7% 的患者具有虚性体质，其中阳虚质比例最大，其次为气阴两虚质、阴阳两虚质、气虚质、阴虚质。各类虚性体质中有 30% 左右（28.8%～35.9%）为单纯 1 种体质虚损,70%左右为混合体质虚损。

（3）在所有就诊的患者中,约55%患者具有实性体质。其中,湿热质的比例最大,其次是痰湿质、血瘀质、气郁质。其中单一实性体质的比例较小(4.72% ~26.94%),以单纯血瘀体质最多。

（4）在所有就诊的患者中虚实兼夹3种或以上体质者占29.03%。

（5）在虚性体质中,气虚兼夹湿热质的比例最高。阳虚兼气郁质的比例最高。阴虚兼夹湿热体质的比例最高,达到了1/3以上(36.1%),与气虚质、阳虚质比较,有非常显著差异($P < 0.01$)。如果加上痰湿质(11.3%),则接近一半的阴虚体质者,兼有内生湿邪停滞。与阳虚质、气虚质比较有显著差异($P < 0.05$)。

（6）实性体质中兼夹虚性体质占大多数,亦即虚实夹杂的体质是最普遍存在的。实性体质的兼夹符合临床痰瘀互结、气郁血瘀等实际。

（7）以20岁为1个年龄段,进行组间比较:

在虚性体质中,21 ~40岁和20岁以下组比较,纯气虚质、气阴两虚质、阴虚兼夹质、阳虚兼夹质的比例均有明显的增加,具有非常显著差异($P < 0.01$)。41 ~60岁组和21 ~40岁组比较,纯阳虚质、阴阳两虚质、阳虚兼夹质的比例均有明显增加,具有显著差异($P < 0.05 ~0.01$)。61 ~80岁组和41 ~60岁组比较,气阴两虚质的比例有明显增加,具有非常显著差异($P < 0.01$)。41 ~60岁组和61 ~80岁组阴阳两虚质的比例几乎相同,但81岁以上组和41 ~60岁组、61 ~80岁组比较,阴阳两虚质的比例有明显增加,具有非常显著差异($P < 0.01$)。

在实性体质中,21 ~40岁组较10 ~20岁组纯痰湿质、痰湿兼夹质明显增加,有非常显著差异($P < 0.01$)。纯血瘀质、血瘀兼夹质明显增加,有非常显著差异($P < 0.01$)。41 ~60岁组和21 ~40岁组比较,各类实性体质差异不明显。61 ~80岁组较41 ~60岁组痰湿兼

夹质、血瘀兼夹质明显增加,有非常显著差异($P < 0.01$)。10 ~ 20
岁组湿热兼夹质最多,达到52.97%。以后随着年龄增长,比例逐渐
下降,各组间有非常显著差异($P < 0.01$)。

李玲(徒):15282例病例的总结,应该算是一个大样本的调研,
从中我们可以得到什么结论和启示呢?

王静怡(师):从15000多例的使用来看,体质辨识系统在临床
应用还是有较好效度的。9种体质基本涵盖中医理论中主要的生理
病理状态,可以作为判断患者整体心身状态的一种工具。从我们的
实践来看,平和质只占总数的2.4%,说明97%以上的患者,可以通
过体质辨识找到心身上的一些偏差,有助于医生进行临床干预。本
研究只有约25%的患者为单一体质者,约72%的患者为2 ~ 4种的
混合体质者,各种分值变化交错,正构成百人百性的大千世界。

本研究发现,73.7%的患者都有不同程度和性质的虚性体质,表
明虚是人体体质偏颇中最主要的变化,且随着年龄的增长,会逐渐
显现。本研究21 ~ 40岁组较10 ~ 20岁组,纯气虚质、气阴两虚质、
阴虚兼夹质、阳虚兼夹质的比例均有明显增加,提示20岁以前是人
的生长发育期,生命蒸蒸日上。20岁以后,首先以气为主开始出现
虚损,病理产物开始停滞体内,疾病的发生概率增加。41 ~ 60岁组
较21 ~ 40岁组纯阳虚质、阴阳两虚质、阳虚兼夹质的比例均有明显
增加,"阳为气之渐",说明此年龄段功能和物质之阳开始虚损,但总
比例较低(7.85% ~ 57.85%)。61 ~ 80岁组较41 ~ 60岁组气阴两
虚质的比例明显增加,但阴阳两虚的比例几乎相同,接近17%。提
示60岁以后,两种交织的虚性体质增加,但程度较轻。81岁以上组
较41 ~ 60岁组、61 ~ 80岁组阴阳两虚质的比例明显增加,高达
85.4%,提示80岁以后,两种交织的虚性体质增加,且程度较重,真
正迈入高龄年代,阴阳之本衰微。从实性体质的统计结果来看,随
着年龄的增长,病理产物痰湿、瘀血在体内逐渐增加,成为体质的兼
夹部分。虽然和10 ~ 20岁组比较,21 ~ 40岁组已有明显增加,但总

比例只在 2%~12%。21~40 岁组和 41~60 岁组比较,痰湿、瘀血体质的比例变化不明显,在 2%~15% 之间,提示正当盛年代谢能力旺盛。但 61~80 岁组则痰湿、瘀血兼夹质明显增加,达到 10%~20%。以上虚实体质的年龄变化结果和邸洁等的大样本研究结果不尽相同,其原因可能一是由于调研的人群不同,我们主要是陕西地区的内科患者;二是我们按照临床的实际,统计了所有兼夹体质等因素所致。

本研究发现,实性体质患者中,湿热质占 23.77%,痰湿质占 14.94%,大大高于血瘀质的 10.2%。与陈润东、成杰辉的大样本结论相似,也与笔者 1987 年调研 390 例内科老年住院患者证候的结论相同。再次提示要更加重视对湿热、痰湿体质和证的治疗研究。

本研究发现,阴虚体质兼夹湿邪体质(痰湿、湿热)比例高达 47.4%,大大超过阳虚体质(30.8%)、气虚体质(26.3%)兼夹湿邪体质的比例,是否在临床上虚火灼津成痰的病机,较肺脾肾阳气不足,津液运行无力,致痰浊积聚的病机更多见,有待探讨。

本研究显示,湿热质是最普遍存在的实性体质,尤其是年轻人。湿热兼夹体质在青少年可达到 52.97%,以后随年龄增长逐渐下降,且有统计学差异。中医理论如何解释,似需要有理论上的创新。当然仅凭这 15000 余例的调研就得出结论尚为时过早,需要更多的临床观察来证实,也需要进一步的深入研究。但是提示我们在临床上要注重对年轻患者清热燥湿、清热化湿、清热利湿等治则的应用。

从本研究得出比较符合中医理论和逻辑规律的结果来看,体质辨识系统是一个对于中医临床的治已病和治未病的诊断、治疗、调养均有帮助的工具。

李玲(徒):王老师,这个研究,对老年病的诊治,有什么启发?

王静怡(师):这可以从两个方面来说。一是老年病以虚为本。61~80 岁组和 41~60 岁组比较,气阴两虚质的比例有明显增加,具有非常显著差异($P<0.01$)。而两组阴阳两虚质的比例几乎相同。

但81岁以上组和41~60岁组、61~80岁组比较,阴阳两虚质的比例有明显的增加,具有非常显著差异($P<0.01$)。而气阴两虚和阴阳两虚相加,占97.32%。可见老年人以虚为本,且虚虚并存多见,甚者阴阳两虚,年龄越大比例越高。二是老年病兼夹痰湿质、血瘀质为多。老年人虚实夹杂体质普遍存在,相较于年轻人以湿热体质兼夹较多不同,老年人以痰湿、血瘀体质多见。可以看出,61~80岁组较41~60岁组痰湿兼夹质、血瘀兼夹质明显增加,有非常显著差异($P<0.01$),而且痰湿兼夹质是血瘀兼夹质的1倍。

李玲(徒):王老师,您认为在老年病调养方面,应该采取什么样的策略?

王静怡(师):老年人患有多种疾病,往往同时服用着降压药、降糖药、降脂药等。近年来医疗市场的分化越来越明晰,找中医看病,更多的目的是调养,也就是说,要求"急则治其标"的少了。尽管老年人因为症状不典型,我们必须在没有"急症"的表象下,发现危重的病情,但是大多数还是需要"缓则治其本"的。那么,什么是本,是患者最主要的疾病?是目前最明显的症状,还是要对患者当前各种疾病的治疗方案进行调整?我认为,纲举目张,中医还是要从调整老年人的体质入手,整体把握患者的阴阳失衡、病邪滞留的状态,提纲挈领地为患者提供解决方案。

现代医学发展趋势正从以病为中心转向以人为中心,人类个体差异及不同时代人体的体质状态成为了生命科学的前沿科学问题。

所谓体质,是指人的先天禀赋(含遗传)和后天生活相融合而形成的身心整体素质。体现于人的形态、结构、功能、性格、伦理和适应环境(自然和社会)的能力等方面。在人生的胎儿、童年、青少年、成年、中老年等阶段,它是相对稳定的,但又具有动态可调性。我们在临床上看到不少母女、父子、兄弟姐妹等一起来就诊,体质辨识的结果有很大的相似性,说明了遗传和相同的生活环境对人的影响。

人的体质既具有稳定性,又具有可变性,通过干预可以使人的体质偏颇失衡状态得到改善与调整，从而恢复健康。所以，几乎每一个新患者都需要做体质辨识，以患者的体质为主要辨证基础，兼顾所患疾病的调养方案，是科学的，实践证明也很有效。根据我们近10年来的观察，坚持1~2年间断地服药，体质评分就会有较显著的好转，患者的症状及相关指标也会好转。

李玲(徒)：王老师，您的几个膏方，在临床使用很好，您能讲讲组方的思路吗？

王静怡(师)：调养必然要用到膏方，膏方口感好，可以加入胶类、蜂蜜等药物，临床应用较广。一人一膏方固然有其优点，但是临床上应用比较受限。那么什么样的膏方更具有广泛适用性呢？基于我们体质辨识的统计结论，补虚和祛实是最有广泛适用性的。补虚需从先后天之本入手，就是温阳或滋阴，祛实对老年人来说，就是瘀血和痰湿。我针对老年人的特点开发了3种膏方，现在正在申报省药监局的批号。

(1)补虚膏方：

固本培元膏是在张仲景、张景岳的名方金匮肾气丸、右归丸的基础上，结合个人经验总结而成。功效温阳固本、培补脾肾。临床用于各种慢性病及亚健康人群，是脾肾阳虚体质者的调补膏方。本药与金匮肾气丸相比，因着重培补，故重用三补(熟地、山萸肉、山药)，三泻除保留茯苓，取其健脾渗湿功效外，另两味(泽泻、丹皮)未用。与右归丸、金匮肾气丸相比，均未采用肉桂和附片。桂附均为味辛、大热之药，适宜峻补，不宜缓补。固本培元膏为调补膏方，一般要求服用3个月以上，大辛大热之药恐伤津损阴。且附片为有毒之药，虽经炮制，长服有积蓄之虞。附片又有多种反药，恐患者在较长的调养期间服其他中药时会有冲突，所以组方未用。固本培元膏主为阳虚体质者调养而设，阳虚者得之，可收阴中求阳之效，阴阳两虚者得之，则有阴阳并补之功。

固本育阴膏是在张仲景、张景岳的名方六味地黄丸、左归丸的基础上,结合个人经验总结而成。功效育阴养血、滋补肝肾。临床用于各种慢性病及亚健康人群,是肝肾阴虚体质者的调补膏方。本药与六味地黄丸相比,因着重滋补,故重用三补(熟地、山萸肉、山药),三泻除保留丹皮,取其补血凉血清虚热功效外,另两味(泽泻、茯苓)未用。与左归丸相比,血肉有情之品选用了阿胶,而舍弃原方的鹿角胶和龟板胶。因鹿角胶性温不利滋阴;龟板胶与阿胶功能相近,但阿胶的品牌效应较好,现代的研究较多。固本育阴膏滋阴补肾的药味较多,且兼顾心肺脾胃肝肾各脏腑,较左归丸功效更强大。

因为老年人的代谢较差,又需要较长时间服用,所以,两个膏方一是选药精当,均只有 13 味药;二是专门筛选不含有现代证明有毒副作用(如肝肾毒性)的药味,使用安全。固本培元膏和固本育阴膏应用的范围可涵盖大部分的内科疾患。不少慢性病患者每于冬季即来求药,坚持数年不辍。从临床上万例患者的使用情况来看,未发生 1 例有明显不良反应的病例。因为是在体质辨识基础上应用的,有定性定量的标准,根据每人情况选择用药剂量和与其他中西药的配合应用,故轻微的口干舌燥或腹胀腻滞、便溏反应也极少,及时调整剂量或停用,即可消失。

李玲(徒):是的。2016 年作为王静怡国家级名中医工作室的建设项目(2016 - 279),我们申报了陕西省科技厅项目,项目号:2017SF - 352,项目名称《基于王静怡名老中医经验传承的膏方干预阳虚、阴虚体质临床研究》,课题组成员有李玲、王静怡、王凌、张选国、呼兴华、李静、陈伟铭、陈菲、秦杨。目的:探讨固本培元膏用于阳虚体质亚健康病症的治疗效果。方法:选取 2018 年 1 月至 2019 年 4 月 80 例阳虚体质亚健康患者,通过随机数表将 80 例患者分成两组:对照组(40 例)和观察组(40 例)。对照组处理:合理饮食、锻炼和休息,可协助制订计划;观察组处理:服用固本培元膏,90d。比较两组各量表评分在治疗前后的变化:亚健康症状评分、阳虚体质评分、睡眠质量评分、疲劳状态评分。结果：治疗后两组睡眠质量、疲劳状态均优于治疗前，观察组患者睡眠质量评分（188.50 ± 7.85）、疲劳状态评分（88.25 ± 2.98）均明显低于对照组睡眠质量评分（237.75 ± 7.27）、疲劳状态评分（102.50 ± 4.20），差异有统计学意义（$P < 0.05$）；与对照组相比，观察组症状评分降低（$P < 0.05$）。观察组部分因子量表评分明显降低（$P < 0.05$）：躯体不适、疲劳、负性情绪，而部分因子评分则明显升高（$P < 0.05$）：正性情绪、能力及社会关系、睡眠、小便、消化功能。结论：固本培元膏用于治疗阳虚体质亚健康病症的效果显著，改善睡眠质量，减轻疲劳状态，改善阳虚体质亚健康症状，临床意义重大。论文已发表在《中医药学报》2019 年第 6 期。

总结了 80 例阴虚火旺型亚健康失眠患者服用固本育阴膏联合右佐匹克隆片的临床疗效、安全性和依从性。目的：观察固本育阴膏联合右佐匹克隆片治疗阴虚火旺型亚健康失眠的临床疗效。方法：将 80 例阴虚火旺型亚健康失眠患者随机分为对照组和观察组，每组 40 例，两组患者均给予右佐匹克隆片治疗，观察组加用固本育阴膏治疗，两组疗程均为 8 周。观察两组疗效，观察两组治疗前后阴虚体质评分、匹茨堡睡眠质量指数量表（PSQI）评分、临床医生总体印象量表（CGI）评分、生活质量测定量表（WHOQOL – BREF）评分、多导睡眠监测（PSG）指标评分。结果：观察组疗效好于对照组（$P < 0.05$）；治疗后两组 PSQI 评分、WHOQOL – BREF 的生理、心理、环境、社会关系评分及 PSG 指标的觉醒次数、觉醒时间、潜伏期、睡眠效率评分均改善，并且观察组患者上述指标改善好于对照组（均 $P < 0.05$）；治疗后两组患者 CGI 评分均有随时间变化而下降趋势，观察组 CGI 评分低于对照组（$P < 0.05$）。结论：固本育阴膏联合右佐匹克隆片治疗阴虚火旺型亚健康失眠疗效好，能有效改善患者睡眠质量，提高患者生活质量，安全性高。论文发表在《广西医学》。

王静怡（师）：以上工作很有意义。下面谈谈祛实膏方。现在对心脑血管病在人体中的病理产物是痰湿和瘀血,已基本达成共识。我在30年前治疗后循环缺血和脑梗死的药物——镇眩饮,就是基于涤痰化瘀的治则。26年前在日本京都大学医学部核医学科用 ^{123}I-IMP 同位素示踪的方法,证实镇眩饮对经典4VO大鼠脑梗死模型有显著的脑血流改善作用。取得了国家专利和临床批件,并成果转让。无疑把它做成膏滋也是很适合老年人的。但是鉴于老年人虚实夹杂多见,而"气血同源、痰瘀同源",皆是源于阳气推动无力,致使津血停滞而成痰成瘀。所以排毒养生膏在镇眩饮的基础上,加入了补气通阳的红参、黄芪、桂枝、菟丝子等药,更适合老年人。

李玲(徒):谢谢王老师的指导。

三、不寐

医学硕士　西安市中医医院脑病科副主任医师　刘岗

王静怡(师):你对睡眠的中医生理理解如何?

刘岗(徒):睡眠的产生机理是基于阴阳学说的原理,天地阴阳的盛衰消长产生日夜节律,人体生理性的阴阳消长与其相应也有节律。平旦人体阳气随外界阳气的生发由里外出,阳出于阴则人清醒而活动。黄昏阳气渐消,入夜则阳气潜藏于内,阳入于阴则阴气盛而产生睡眠。

王静怡(师):你说得对,这是睡眠最基本的机理。对此还有更深层次的认识,睡眠理论体系中阴阳学说为总纲,卫气运行学说是其具体化分析,神主学说及脏腑学说则体现了睡眠的中医整体观。

刘岗(徒):愿详闻其说,请老师为学生讲授。

王静怡(师):阴阳理论是中医基础理论之一,正如《素问·阴阳应象大论》所说的"阴阳者,天地之道也,万物之纲纪,变化之父母,生杀之本始,神明之府也",睡眠的理论也离不开阴阳学说。古人对昼夜的划分是以太阳升起后为昼,太阳落下后为夜。《说文》曰"昼,日之出入,与夜为界。"太阳是自然界阳气的代表,人体的阳气如同自然界的太阳,其运动变化规律受到太阳的影响,昼夜交替是自然界最为重要的节律之一,人的睡眠－觉醒周期具有与昼夜交替相一致的节律。中医认为睡眠活动是人与天地相应的,《灵枢·邪客》曰"天有昼夜,人有卧起……此人与天地相应者也。"《灵枢·营卫生会》进一步指出"气至阳而起,至阴而止"。这种阴阳盛衰主导睡眠和觉醒的机制,是由人体阳气出入运动来决定的。卫气运行学说包括在阴阳学说之内,它是阴阳理论的具体化。卫气运行学说认为:卫气行于阳经则清醒,行于阴经及五脏则睡眠。白天卫气行于阳,人体阳气盛于外,温煦周身,卫外而为固;夜间卫气行于阴经及五脏,人卧寐休息。《灵枢·口问》曰"卫气昼日行于阳,夜半则行于阴,阴者主夜,夜者卧;阳者主上,阴者主下。故阴气积于下,阳气未尽,阳引而上,阴引而下,阴阳相引,故数欠。阳气尽阴气盛,则目瞑,阴气尽而阳气盛,则寤矣。"

刘岗(徒):原来营卫理论是这样认识睡眠的,请老师讲讲神主学说及脏腑学说在睡眠中的作用。

王静怡(师):神主学说认为:睡眠和觉醒是由神的活动主导的,这里的神是指人的精神、意识、思维活动等。神由先天之精而生,孕育于父母,神充则身强,神衰则身弱。神的活动的规律性随自然界阴阳消长而变,白天属阳,阳动而神营运于外,人寤而活动;夜晚属阴,阴静而神归其舍,内藏于五脏,人卧而寐则休息。张景岳谓之"盖寐本乎阴,神其主也。神安则寐,神不安则不寐"。神静而内守五脏则能寐,若神不能内守则出现不寐、多梦、梦游、梦语等病症。

神有狭义和广义之分,广义的神是指人体一切生命活动的外在表现,狭义的神指人的精神、意识、思维活动等。广义的神分为魂、神、意、魄、志,属于五脏,分别为心藏神、肝藏魂、肺藏魄、脾藏意、肾藏志。《灵枢·卫气》曰"五脏者,所以藏精神魂魄者也。"神与五脏相关,其中和心关系尤为密切。心主血脉,主神明,统摄协调五脏,是五脏六腑之大主,总统魂、魄、意、志。《灵枢·邪客》曰"心者,五脏六腑之大主也,精神之所舍也。"心的功能正常,心气充沛,心血充盛,则五脏得养,神充体健,神安其位而起卧如常。

刘岗(徒):营卫运行决定了寤寐,而营卫源于人所受纳的水谷,其生成和运行与五脏六腑密切相关,因此脏腑功能正常,营卫生成运行才能正常有序,才能保证正常睡眠,正常睡眠是在各脏腑功能相互协调的基础上共同完成的。

王静怡(师):请你说说人在什么情况下会出现不寐?

刘岗(徒):人体生理性的阴阳消长与其相应节律由于各种原因受到干扰,致使夜间阳气不能潜藏于阴分就会产生失眠。

王静怡(师):这只是不寐的总病机,一定要更深入、细致地明确各种具体病因病机。

刘岗(徒):中医认为:忧思过度、劳逸失调、耗伤心脾等均可导致气血不足,无以奉养心神而致不寐;或因惊恐、房劳伤肾,以致心火独炽,心肾不交,神志不宁;或因素体虚弱,心胆虚怯;或因情志抑郁,肝失条达,肝阳扰动心神而成不寐;亦有饮食不节,脾胃受伤,宿食停滞,胃气不和而致不寐。此为内伤不寐,亦有外感不寐如各种热病过程中,热扰心神均可见不寐。

王静怡(师):是的,不寐病因大致可分为感受外邪、内伤情志、饮食不节、久病体虚、误治、体质因素等几个方面,古典文献中有很多相关记录,不再一一详举。

刘岗(徒):临床上不寐如何诊断?

王静怡(师):这就需要引进现代失眠的概念。失眠是指睡眠的始发和维持发生障碍,致使睡眠的质和量不能满足个体的生理需要,导致患者因未能充分休息而躯体乏困,精神萎靡,嗜睡,注意力减退,思考困难,反应迟钝,情绪低落、焦躁。它可能是除疼痛以外最常见的临床症状,在女性和老年人中更为多见。其诊断一般依靠问诊,多导睡眠图等设备可以客观地记录患者的睡眠状态。问诊中需详细地询问患者入睡的时间,一般超过半小时,就可以认为是入睡困难了。睡眠中是否易醒,醒后入睡是否困难;是否多梦、恶梦、易惊;是否早醒等。长期恶梦易惊可能有焦虑情绪,早醒可能与抑郁有关。

刘岗(徒):请问老师,现代中医对失眠的研究进展如何?

王静怡(师):对失眠开展的中医中药研究还是很多的,例如:

(1)促进睡眠药物的研究:能够促进睡眠的中药主要集中在鼠李科植物(酸枣仁)、百合科植物(百合、土茯苓)、远志科植物(远志)、龙眼科植物(龙眼肉)等。

(2)促进睡眠方剂的研究:

二陈汤系列:二陈汤、温胆汤、黄连温胆汤、十味温胆汤等。

逐瘀汤系列:通窍活血汤、血府逐瘀汤、隔下逐瘀汤、复方丹参片等。

补肾汤系列:六味地黄丸、二仙汤等。

酸枣仁系列:酸枣仁汤、酸枣仁膏、新神宁片等。

疏肝解郁系列:逍遥散、柴胡疏肝散等。

泻火系列:龙胆泻肝汤、黄连解毒汤等。

调理脾胃系列:归脾汤、平胃散等。

刘岗(徒):王老师,您带领我们进行了多年的抑郁、焦虑症的研究,其中有很多患者伴有失眠,您能总结一下您的经验吗?

王静怡(师):好。总结一句话,就是辨病、辨证、辨体质、分时段治疗失眠。主要是指神经症性失眠和心理生理性失眠。

(1)通过详细的望、闻、问、切四诊,全面了解患者的病史、症状、体征、生活状况。

(2)通过特定的自评和他评的心理测验,了解患者的心理障碍情况。

(3)进行必要的其他检查,了解与之相关的身体状况,诊断治疗基础疾病。

(4)做体质辨识,确定患者体质偏颇。

（5）白天结合体质、现证、西医疾病，全面调整患者的生理、心理状况，晚上给予镇静催眠的中药或中西合璧的药物。

（6）治疗以中药为主，我们医院的制剂有养心开郁片、葛根解肌胶囊、益气敛阴片、白栀和肝丸、枣安胶囊等。调理体质的膏方有固本培元膏、固本育阴膏、排毒养生膏等。

（7）中医的许多外治法有意想不到的疗效。如足底反射疗法、整脊疗法等。外治法是根源于中医的经络学说，通过专业医师对经络的调整，达到恢复阴阳平衡的作用，是值得大力推广的绿色疗法。

刘岗（徒）：枣安胶囊在我院已经使用20余年，效果很好，您使用它治疗不寐的经验是什么？

王静怡（师）：枣安胶囊是一种中西合璧的药物，每粒中含有1/4片硝基安定以及0.5g酸枣仁浸膏粉等。在白天综合调理患者的基础上，睡前半小时2~4粒。

刘岗（徒）：枣安胶囊长期使用是否会像其他镇静安眠药物一样出现依赖性？

王静怡（师）：枣安胶囊曾经做过对小鼠镇静催眠作用的实验，其方法是观察对小鼠自发活动的影响，对照组用安定。结果显示大、中剂量组（0.75g/kg，0.30g/kg）有镇静作用。枣安胶囊随剂量增加，用药时间延长，亦可产生身体依赖性。但比硝基安定出现身体依赖所需时间长，剂量要大。

刘岗（徒）：谢谢老师教诲。

四、抑郁症

医学硕士　西安市中医医院脑病科副主任　吕富荣

王静怡（师）：你用中医传统理论如何认识抑郁症？

吕富荣（徒）：在传统中医书籍中并无抑郁症的病名，其临床表现散见于古代医疗实践记载的各种疾病之中，如在郁病、不寐、奔豚病、百合病、脏躁等症状中，这些描述存在与现代医学中的抑郁症密切相关的症状。本病的发病与情志、环境、体质等因素相关,但目前尚无统一的辨证分型标准。临床治疗方面多用舒肝健脾、理气解郁、祛瘀化痰、滋阴养心、滋补肾气等法。用药多选逍遥丸、归脾丸、温胆汤、柴胡疏肝散、天王补心丹、甘麦大枣汤、解郁安神汤等方剂加减化裁运用。中成药物有天王补心丹、养血安神糖浆,新近开发的中成药如强力天麻杜仲胶囊、乌灵胶囊、安神补脑液、刺五加片、解郁安神胶囊等,虽然有一定的疗效,但起效缓慢,疗程较长,症状易于反复。

王静怡(师):你说得没错,这是中医对于抑郁症的传统基本认识,但近年来有一些进展。

吕富荣(徒):请老师讲解。

王静怡(师):近年来对抑郁症的病因、病机的探讨摆脱了以往的以肝为根本,肝气郁结为病机要点的立论,出现了多元化的学说。有学者对于抑郁症、抑郁性神经症的证候进行流行病学调查,总结出了常见证型的发生概率,并制订了各种证型的证候标准,使得抑郁症的中医辨证分型更加趋于量化。

(1)病因、病机、病位:

1)大多数医家认为郁证的病位在肝,肝气郁结是致本病的最根本的原因。尚可见肝郁化火、肝郁脾虚、气滞血瘀等证。我认为肝郁之证更符合焦虑症患者的临床表现。但是,在临床上抑郁和焦虑往往并存,从中医理论来讲,就是虚实夹杂。所以许多大夫在临床上经常将抑郁的基本证型认定为肝郁。

2)部分学者认为郁证的病位在心,中医学认为心主神明,异常则致失眠多梦、神志不宁、心慌健忘、反应迟钝、应变能力低下等症。

3)部分学者认为抑郁症的病位在脾。其病因、病机为脾不健运,痰湿阻滞。

4)少数学者认为抑郁责之于胆。病因为痰火,病机为痰火郁遏,扰乱心神。

5)近些年来有部分学者提出了郁证的辨证应以虚证为主,有的认为系心肝胆阳虚、有的认为系心脾肾三脏具虚、有的认为系心肺阴虚,有的学者将郁证分为虚实两证,年轻人多实证,老年人多虚证,以心脾两虚、阴虚火旺为主。

（2）治疗方法：

1)疏肝理气法:用以治疗肝郁气滞型,报道的方剂有小柴胡汤、柴胡舒肝散、逍遥散、越鞠丸等为基础方加减治疗。

2)清肝泻火法:肝郁化火者治以清肝泻火法,治以丹栀逍遥散、龙胆泻肝汤等。

3)化痰开郁法:用于痰湿郁结型,治以涤痰解郁,方用半夏厚朴汤、温胆汤、菖蒲郁金汤等。

4)补益心脾法:用于心脾两虚型,治以健脾益气养心,以归脾汤、小建中汤为代表方。

5)滋养肝肾法：用于肝肾不足阴虚火旺者,一贯煎百合地黄汤为代表方;偏于阳虚者加味二仙汤为主。

6)针灸疗法:近几年来有针灸治疗郁证的报道,此法有一定的疗效,认为这可能与针刺头皮特定穴位能提高 Ne 和 5 - HT 神经元功能的两种神经递质有关。

7)中医推拿是基于经络学说的绿色疗法,用按摩、导引等方法进行经络调理,是舒缓身心的非常好的方法,根据患者的不同症状,辨证施治选择一些穴位重点调整,对抑郁症的治疗可以起到意想不到的效果。

吕富荣（徒）:您对抑郁症是怎样认识的?

王静怡（师）:根据 ICD - 10 对抑郁症的描述,最典型的症状是心境低落、兴趣和愉快感丧失,导致劳累感增加和活动减少的精力降低。很常见的症状还有稍作事情即觉明显的倦怠。经过多年的临床观察,我们认为中－轻度抑郁症的辨证应以虚证为纲,但虚中夹实。最常见的证型是心脾气阴两虚,兼有心火上炎。根据多年的临床经验总结,我改进了原来治疗神经衰弱的益气敛阴片,发明了养心开郁片。

吕富荣(徒):养心开郁片在我院临床已使用10余年,治疗的病人很多。您能介绍一下组方思路吗?

王静怡(师):好。养心开郁片由红参、黄芪、五味子、贯叶连翘等组成,功效为益气养心、敛阴清火。君药红参,有补气生津,安神益智的功效。同为君药黄芪,擅长补气升阳,固表止汗。红参、黄芪协同作用,补益心脾之气,治疗忧伤郁闷、少寐多梦、倦怠乏力、淡漠无欲等主症。臣药五味子,有补益心肾,生津敛汗,宁心安神等功效。协同红参酸甘敛阴,针对潮热汗出、阳痿早泄、月经失调等症。佐药贯叶连翘,功效疏肝解郁,清热利湿。用于肝气郁结、情志不畅、心胸郁闷之心烦心悸、少寐多梦等症。四药合用,共奏益气养心、敛阴清火之效。

吕富荣(徒):您在临床治疗抑郁症都有什么经验?

王静怡(师):有一种说法:"19世纪是传染病的世纪,20世纪是躯体病的世纪,21世纪是精神疾病的世纪。"抑郁症是其中最大的一类。无论哪一科的医生,临床都会碰到有抑郁状态的患者,所以都需要掌握相关的知识。我有以下几点体会与大家分享。

(1)有条件的话,诊断应借助心理测验,最好是用他评量表来评定。这样容易被患者接受诊断,同时也给医生提供了明确的定性和程度的判断。特别是在准备加用西药抗抑郁药之前。因为一旦确诊中度以上的抑郁症,疗程需要2年以上,所以一定要有明确的诊断依据,并尽可能说明病情,取得病人的信任,得到病人的配合。

(2)由于我们不是专科医生,所以诊断一般只下抑郁或焦虑状态的诊断,而不下"症"的诊断。

(3)只看轻-中度的患者,对于重度患者,特别是有自杀倾向的患者,要及时转诊至精神科。

(4)因为是慢性病患者,查体质辨识很必要。可以使我们不犯方向性的错误,也给病人的日常生活提供养生的指导。从2013年至今,我们干部保健科已经做了3万多例的体质辨识,对15282例患者进行统计分析,阳虚体质最多见的兼夹体质是气郁体质。在1740例阳虚体质中,有737例兼夹气郁体质,占26.9%。抑郁症的病人畏寒明显很常见,体征常能见到四末不温、舌质淡暗、脉弦、脉沉、尺弱等。所以我们近年来尝试用温阳补肾的治则治疗抑郁或抑郁伴焦虑的患者。用右归丸化裁的固本培元膏温阳补肾,用汤药兼顾其他体质和证候,两药隔日交替服用。随着抑郁、焦虑症状的改善,患者的阳虚、气郁体质亦逐渐改善。这一点和前面提到的,我们认为抑郁症的常见病机是心脾气阴两虚,兼有心火上炎并不矛盾。养心开郁片的主药是红参和黄芪,以补气为主,以五味子敛阴而非滋阴。"阳为气之渐",重者则气损及阳,故以阳虚为主。和抑郁焦虑症的疗程要求很长一样,体质是一个人相对稳定的身心素质,改变也需要相当的时间。我们的经验,至少需要半年以上的调养,体质评分才能出现明显的改变。

(5)中度以上的患者,应该中西药并用,单纯用中药的效果会较差。但用中药可以减少西药的用量,我一般只用最小剂量的西药,如黛力新每日1~2片,帕罗西汀20mg,而且只用1种。因为此类患者症状繁多,体质证候虚实夹杂,中药往往难以面面俱到。我常常将补虚和祛实分开,让患者隔日交替应用,一天补虚,一天祛实。这样可以避免处方药味过多、剂量过大,相互干扰。同时为了增强依从性,至少有一天使用膏方或其他中成药,避免患者天天喝汤药而难以坚持。

(6)抑郁症患者长期就医,见多识广;情绪不稳,自控力差;就诊满意度低,对医生的要求就更高。要怀有一颗同情心,认真地倾听病人说话。也要掌握一定的技巧,避免出现"纠缠不清的病人和恼羞成怒的医生"情况的发生。

吕富荣(徒):感谢老师悉心教导。

五、焦虑症

医学硕士　陕西省中医医院脑病科主治医师　余华

余华(徒):王老师,中医对焦虑症的认识是怎样的?

王静怡(师):中医学临床各科中本没有焦虑症的病名,根据其临床症状和发病原因,我们可将其归属于中医郁证的范畴,与许多古籍中记载的不寐、惊恐、心悸、脏躁等疾病有密切关系。中医学的郁大致有两种含义,其一是指各种疾病不同程度上存在着的气机郁滞,此乃疾病的病机特点,脏腑的气机郁滞可以表现出许多不同的症状。其二是指以焦虑、抑郁为主要临床表现的一类病症,古人有情志之郁与因病而郁之说,情志之郁即因郁而病。清代的顾锡在《银海指南》中指出:"气血不顺,脉不和平,即是郁证,乃因病而郁也。至若情志之郁则有三焉:一曰怒郁。方其盛气凌人,面赤声厉,多见腹胀;及其怒后,逆气已平,中气受伤,多见胀满疼痛,倦怠少食之症。一曰思郁。凡心有所忆而生意,意有所属而生思,思有未遂而成郁,结于心者必伤于脾,及其既甚,上连肺胃,为咳喘失血,膈噎呕吐;下连肝肾,为带浊崩淋,不月劳损。一曰忧郁。或因衣食之累,或因利害之牵,终日攒眉而致郁者,志意乖违,神情消索,心脾渐至耗伤,气血日消,饮食日少,肌肉日消,遂至发为目症。然五气之郁,因病而郁者也,情志之郁,因郁而病者也。"

余华(徒):现代医学对焦虑症的认识是怎样的? 它的发病率高吗?

王静怡(师):焦虑症又称焦虑性神经症,是以广泛和持续性焦虑或反复发作的惊恐不安为主要特征的情绪障碍,常伴有植物神经症状和运动不安等行为特征。焦虑症的焦虑症状是原发的,病人的焦虑情绪并非由于实际的威胁所致,其紧张、惊恐的程度与现实处境很不相称,并常为此感到十分痛苦。随着社会生活节奏的加快,焦虑症已成为常见病,焦虑症发病往往与患者先天禀赋的神经类型,多年形成的个性心理特征有关。在遇到问题时,总是把原因归结为别人的,容易患焦虑症。反之总是把原因归结为自己的,容易患抑郁症。两者往往并存而同患,是其发病的内因,又在外界环境的刺激下发病。我国12地区精神疾病流行病学调查的焦虑症患病率为1.48%,城乡相近,但性别差异较大,女性患病率为2.78%,男性仅为0.24%。随着现代生活节奏的加快,焦虑症的发病率有逐年升高的趋势。

余华(徒):您在治疗焦虑症方面都有哪些经验?

王静怡(师):我的认识,焦虑以实证为主,脏腑以脑(心)、肝为病。在焦虑症上的诊治经验主要是创制了两个院内制剂。先说说防葛解痛片和葛根解肌胶囊。

根据对神经衰弱实证的风痰阻滞脑之络脉的病机认识,发明了防葛解痛片,2001年起作为院内制剂使用。具有散寒祛湿、解肌止痛的功效。方中汉防己、葛根共为君药,细辛、白芷为臣药,川芎为佐药,并有羌活等诸味头项引经之药相助。初步药理实验结果表明防葛解痛片有抗焦虑、镇痛作用,但未观察到肌肉松弛作用。在对神经衰弱的认识深入之后,把防葛解痛片用于治疗慢性焦虑症和各种内科疾病并伴有焦虑状态的患者。通过60例以丹栀逍遥胶囊为对照的临床观察,表明防葛解痛片治疗轻-中度广泛性焦虑(风痰阻络型)改善症状明显,未发现副作用。

2014年又在多年经验基础上,改进防葛解痛片为葛根解肌胶囊,并取得陕西省药监局的批号。此药一是加强了对神志的干预,用远志易防己;二是增加了通络引经的药物。功效为疏风祛痰、解肌止痛、安神舒心。能疏解肌肉拘挛疼痛,舒缓心境焦虑紧张。葛根、远志为君药,葛根发表解肌、升阳生津,善治头颈强痛;远志安神定志、祛痰开窍,消肿止痛;合奏疏风祛痰、解肌止痛、安神舒心之主效。川芎为臣药,活血行气,祛风止痛,可"上行头目,下行血海",取其"治风先治血,血行风自灭"之效。桂枝、白芍为佐药,调和营卫,疏通络脉;葛根、白芍又可生津敛阴,缓诸辛散药之弊。并有羌活等诸味头项引经之药相助,使风痰之邪祛,脑心络脉安。脑安神定,焦虑之症自除。全虫为使药,取其搜剔之功,使诸药达络脉发挥疗效。主要用于中-轻度焦虑症有头昏头痛,项强不舒、身痛乏力、烦躁不安、失眠多梦等症者,还用于颈椎病、肌紧张性头痛等病。初步的药理实验证实有镇痛、镇静的作用。此药也被我院的骨科作为了常用药。

余华(徒):那白栀和肝丸的适应证是什么?

王静怡(师):在五脏中,除心(脑)之外,与情志关系最密切的就是肝了,所以肝郁几乎成为郁病的同义词。临床上也的确有很多以肝气郁结为主要表现的郁病。焦虑和抑郁症的发病率都是女性高于男性,比例大约为2:1左右。所以胸胁苦满、乳痞疼痛、月经不调、少腹胀坠、喜出长气、咽中似有物等症常见。而肝郁化火,现口苦口臭、烦躁易怒、阴部潮湿、带下黄白、头痛便秘;肝阳上亢阳不入阴,则夜不能寐、坐立不安,甚则发狂。所现大多均为实证,更多见于焦虑症或焦虑和抑郁同病的患者。所以治疗郁病,的确离不开疏肝解郁、清肝泻火、平肝潜阳等治则。

针对肝气郁结或肝郁化火型的焦虑症或焦虑和抑郁共病的患者,在学习古方和多年自身临床实践中总结,创制了白栀和肝汤,以丹栀逍遥散合柴胡龙骨牡蛎汤化裁,功效清肝除烦、柔肝解郁。主治胸胁苦满,失眠多梦,心烦易怒,潮热汗出,头痛目眩,神疲食少,口干便秘等症。曾制成丸剂,以科研药品在临床应用,效果良好。

余华(徒):葛根解肌胶囊和白栀和肝丸在临床上如何区别应用?

王静怡(师):葛根解肌胶囊的病位主要在脑(心),症见头痛头晕、头重如裹,颈项强痛,心烦易怒等。白栀和肝丸的病位在肝,症见两胁疼痛,胸胁苦满,脘胀便秘,口苦口臭等。可以鉴别。久病伤正,虚实夹杂多见,可以体质辨识为准,和固本培元膏、固本育阴膏、养心开郁片等温阳、滋阴、补气的扶正药交替应用。

余华(徒):谢谢老师指教。

六、眩晕

医学博士　陕西省中医医院急诊科主任　张选国

张选国(徒):请问王老师,眩晕的定义是什么?

王静怡(师):要明确诊断,有必要学会中西医的两种概念。

(1)中医概念:眩晕是目眩与头晕的总称,眩即目眩,眼前昏花缭乱;晕为头晕,谓头部运转不定之感觉,感觉自身或外界景物旋转,站立不稳。由于二者常同时并见,故统称为眩晕。发作之时,患者自觉头晕目眩,甚者天旋地转,如坐舟车,伴恶心、呕吐、耳鸣耳聋等症状。

(2)西医概念:眩晕/头晕的定义:眩晕是主观症状,是一种运动幻觉或运动错觉,是患者对于空间关系的定向感觉障碍或平衡感觉障碍。患者感到外界环境或自身在旋转移动或摇晃。头晕无外界环境或自身旋转的运动觉,是一种头重脚轻、晕晕沉沉的感觉。但两者有时的界限较模糊。

张选国(徒):中医学认为眩晕的发生病机是什么?

王静怡(师):主要有以下几种学说:

(1)"诸风掉眩,皆属于肝"——《素问·至真要大论篇》。

(2)"无痰则不作眩"——《丹溪心法》;"心下有支饮,其人苦冒眩"——《金匮要略》。

(3)"无虚不作眩"——《景岳全书》;"上气不足,脑为之不满,耳为之苦鸣,头为之苦倾,目为之眩"——《灵枢·口问》。

无风不作眩,无痰不作眩,无虚不作眩,三不作眩说主导中医眩晕临床。

张选国(徒):中医历代治疗眩晕的名方都有哪些?

王静怡(师):龚廷贤《寿世保元》中记载:眩晕有半夏白术天麻汤证(痰涎致眩)、补中益气汤证(劳役致眩)、清离滋坎汤证(虚火致眩)、十全大补汤证(气血两虚致眩)等,至今临床仍在运用。

张选国(徒):现代医学认为眩晕的发生机理是什么?

王静怡(师):简单来说,眩晕是由前庭神经系统病变所引起的。前庭系统作用于人自身的平衡感和空间感,对于人的运动和平衡能力起关键性作用。它和听觉系统的一部分——耳蜗一起构成了内耳迷路,位于内耳的前庭。由于人的运动由旋转和平移两种方式组成,前庭系统也由两个部分组成:半规管系统,感知旋转动作;耳石,感知直线加速。前庭系统发送神经信号给控制眼球运动的神经系统,保证我们在移动时也能拥有清晰的视觉;也发送信号给肌肉相关的神经结构,使我们保持直立。又将眩晕分为周围性和中枢性眩晕。周围性眩晕是前庭感受器和内听道内前庭神经颅外段病变引起的。中枢性眩晕是前庭神经颅内段、前庭神经核、核上纤维、内侧纵束、皮质及小脑的前庭代表区病变所致。

中枢性眩晕属于我们脑病的范畴,我多年来注重的是后循环缺血(PCI)所致眩晕的研究。

张选国(徒):您在诊断后循环缺血方面有什么体会?

王静怡(师):大概有以下3点:

(1)详细的病史、体格检查和神经系统检查是诊断的基础。这时不能仅限于望、闻、问、切。

(2)眼震电图是目前临床诊断后循环TIA的一种有效的检查,可以排除周围性眩晕,视动中枢的变化可以判断脑干病变的程度。学习四医大游国雄教授、邓瑶珠教授的研究,目前我们做眼震电图采取7种头位(平卧、悬头、左右转颈、左右翻身、头前倾)的诱发试验,采取对椎动脉的扭曲、牵拉的方法,诱发眼震以判断后循环缺血的程度。

(3)对以头晕(眩晕)为主诉者,一定要排除良性阵发性位置性眩晕。从临床症状来看,良性位置性眩晕在特定体位出现眩晕症状,瞬间即过,间歇期无症状。而后循环缺血所致眩晕则可能在好几个体位均出现眩晕和眼震,持续时间长,无体位变动时也有头晕或眩晕的表现,还有脑干缺血的其他症状体征。我咨询了一些耳鼻喉科的专家,他们认为良性位置性眩晕发病率很少,所以可以神奇般治愈眩晕的机会并不多。

张选国(徒):眩晕和中风之间有什么样的关系?

王静怡(师):《丹溪心法》说"眩晕者,中风之渐也"。说明了后循环缺血所致眩晕和中风的关系。出现典型的交叉性瘫痪即为中风,TIA 则大部分归于眩晕的范畴。但临床上由于梗死部位不同,症状不一定典型。早期可以做 DWI - MRI 以明确诊断。

张选国(徒):在临床上看到您对颈性眩晕比较重视,能谈谈您的经验吗?

王静怡(师):虽然《共识》认为颈椎的有关影像学检查不是诊断PCI 的首选或重要检查,但是我认为在临床上,颈性眩晕却是比较常见的,特别是在年轻人中。关键是通过颈椎的推拿复位治疗可以使眩晕治愈。理由:

(1)寰枢关节的错位在某些体位可能会对椎动脉造成牵拉、扭曲甚至压迫引起眩晕。

(2)颈椎失稳会直接对椎动脉造成牵拉、扭曲。

(3)周围肌肉的痉挛、水肿、炎症等会对交感神经链形成激惹,交感神经兴奋而致椎动脉痉挛。

(4)诊断要靠颈部的 X 线片,对青年人而言,张口位、正侧位最重要,可以反映颈椎在 3D 空间的复杂错位。需要时拍功能位。中年以上者可加拍双斜位,必要时 MRI 检查。临床症状往往除中枢性的眩晕外,还有汗出多、心慌等交感神经症状和失眠、烦躁等精神情绪症状。体征有双枕大神经压痛、颈肌紧张、Romberg 征阳性等。

张选国(徒):您在治疗眩晕病方面有什么经验?

王静怡(师):根据中医津血同源、痰瘀同源的理论,以涤痰化瘀为治则。经过多年的筛选,20 世纪 90 年代初镇眩饮处方趋于成熟,在日本的核医学实验也确切地证实了它有明显的改善脑梗死大鼠的血流作用。镇眩饮处方由天麻、川芎、茯苓、葛根、当归、炒白术等中药组成。其组方简约,疗效确切,药源广阔,价格低廉,并已获得国家专利。方中天麻长于涤痰镇眩,熄风通络;川芎长于燥湿行气,活血化瘀,两药合用,共奏涤痰化瘀之功效,共为君药。葛根功擅解肌、升阳、生津,而以舒筋脉、缓挛急为专长,善治颈项强痛;炒白术健脾益气,燥湿利水,共为臣药,助君药增强其涤痰化湿之力,助其镇眩通络之功。茯苓益气健脾,淡渗利湿;当归养血活血,化瘀通腑,二者共用化浊祛瘀,使邪有出路,为方中佐药。遣药组方的基本思路是以天麻配白术、茯苓,熄风涤痰,健脾除湿,涤痰而不忘健脾;以川芎伍葛根、当归,活血化瘀,升阳通脉,祛瘀而不忘养血。全方共奏涤痰化瘀,镇眩通络之功,是治疗痰瘀痹阻脑络所致的后循环缺血性眩晕的有效良药。常用加减变化:眩晕伴见恶心、呕吐加半夏、竹茹等;若见耳鸣则酌加石决明、生龙牡、怀牛膝等;舌苔黄厚腻、便秘者加小承气汤之厚朴、枳实、生大黄,如患者有虚象者大黄不后下,取其泻热而不峻下的目的;若气血亏虚,眩晕动则加剧、劳累即发者加黄芪等;伴肢体麻木无力者加地龙、鸡血藤。

老年人体质多偏气虚、阳虚或阴虚,虽然病机同为痰瘀阻络,但老年人往往在无痰不作眩的同时,无虚不作眩的矛盾也很突出。所以需要攻补兼施,增加或补气通阳,或气阴双补的治法。在镇眩饮的基础上,加补气之人参、黄芪,气阴双补之桑寄生、黄精,补阳通脉的菟丝子、桂枝等,用于老年后循环缺血性眩晕,或者长期动脉硬化、心脑血管病的患者疗效显著。

张选国(徒):谢谢王老师。

参考文献:

[1] 王静怡,王凌,李玲,等. 15282 例内科患者体质辨识分析[J]. 世界中西医结合杂志,2017,12(07):962-965,988.

[2] 李玲,王静怡,王凌,等. 固本培元膏治疗 80 例阳虚体质亚健康状态临床研究[J]. 中医药学报,2019,47(6):49-53.

[3] 李玲,王凌,王静怡,等. 固本育阴膏联合右佐匹克隆片对阴虚火旺型亚健康失眠的疗效观察[J]. 广西医学,2021,43(3):341-345.

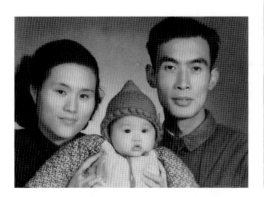

百天和父母合影

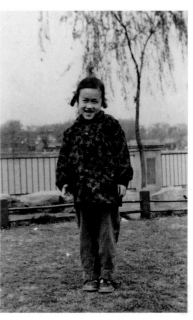

1957 年在北京

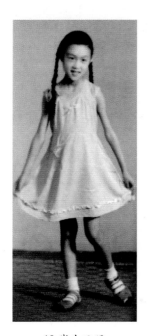

10 岁生日照

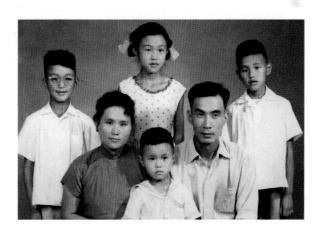

1964 年全家福

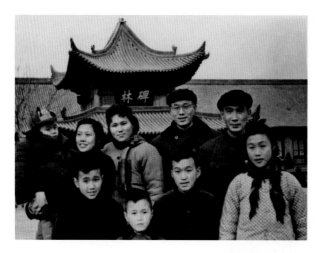

1965 年在西安碑林

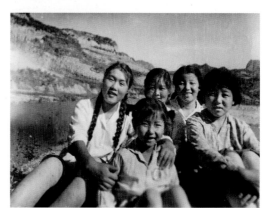

1969 年凤县龙家坪下乡知青

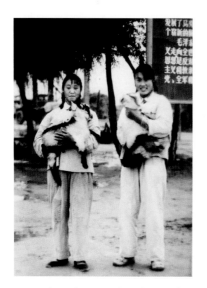

1970 年大荔县 219 部队农场知青

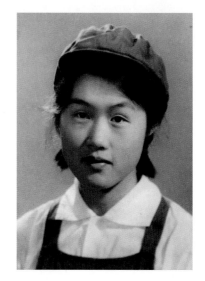

1972 年省延河厂工人

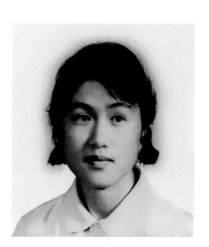

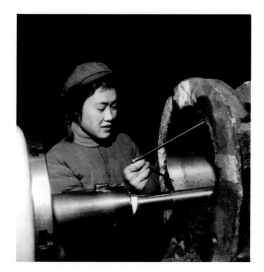

20 岁生日照　　　　　　　　1972 年在延河厂被评为模范共青团员

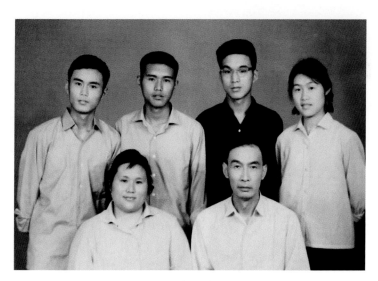

1974 年全家福

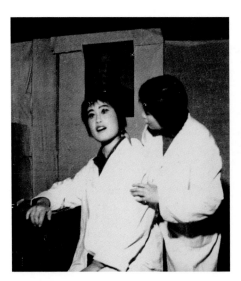

1975 年演出自己编的小话剧

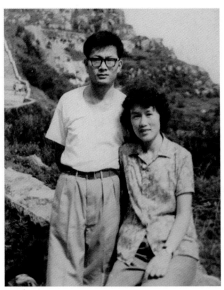

1979 年游长城

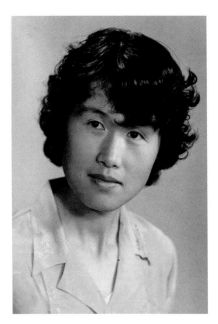

30 岁

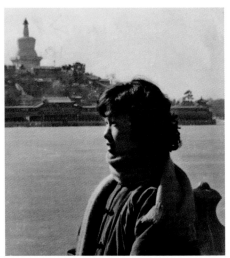

1981 年游北海公园

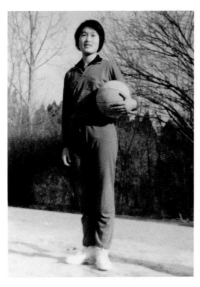

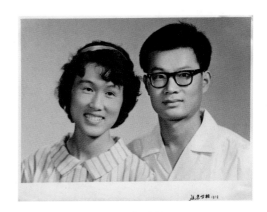

1975 年在陕西中医学院篮球队　　　　　　　　1979 年结婚

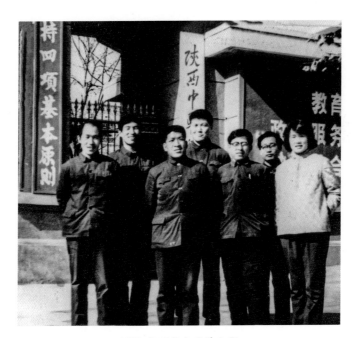

1980 年研究生同学合影

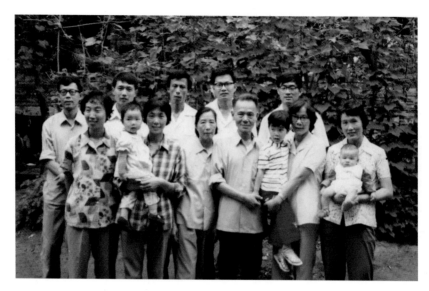

1982 年夏全家福

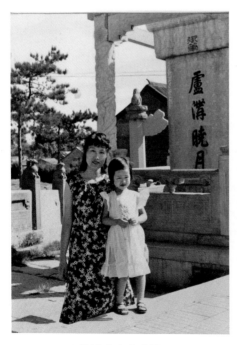

1984 年在卢沟桥

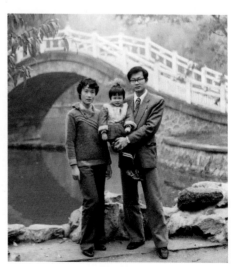

1985 年在西安

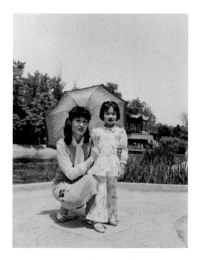
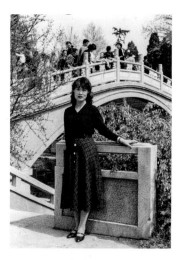

1986 年于西安　　　　　　　　　　　1989 年在兴庆公园

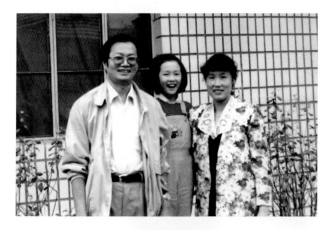

1992 年于西安市中医医院

1993 年在日本群马县
多野综合病院田中
壮佶副院长家做客

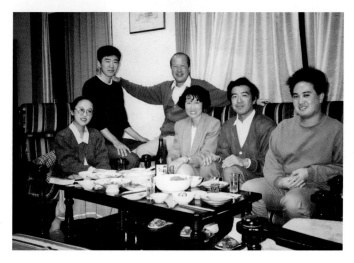

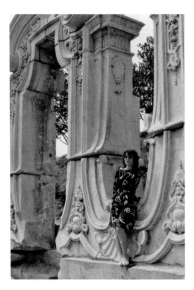

1990 年游圆明园

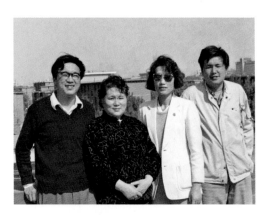

1991 年与母亲、弟弟在西安

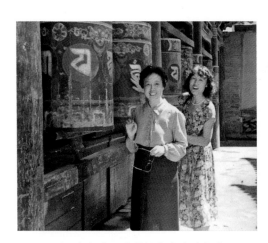

1992 年与唐丽君教授在青海塔尔寺

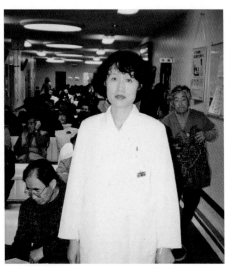

1993 年在日本多野综合病院门诊

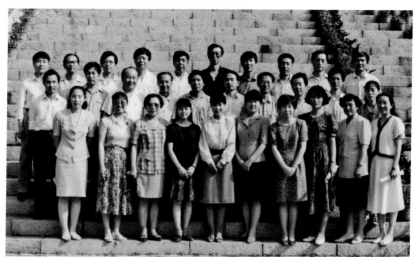

1994 年，大连外院
出国培训班合影

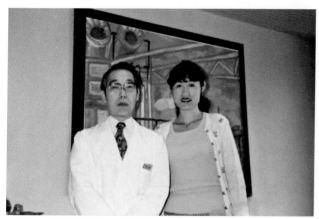

与京大导师小西淳二教授合影

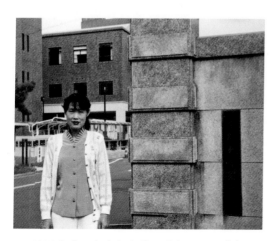

1995 年赴日本京都大学医学部做访问学者

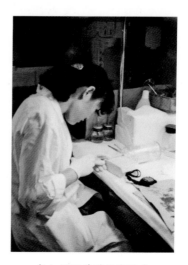

京大核医学科做实验中

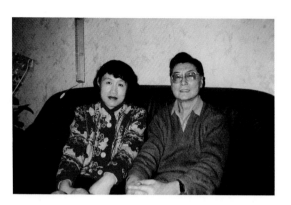
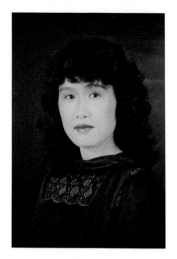

1995 年与唐都医院游国雄教授合影 　　　　　　　　45 岁生日照

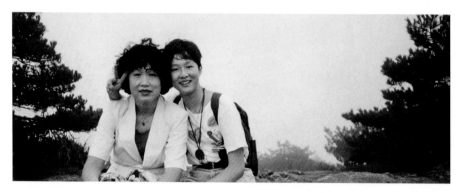

1997 年在黄山

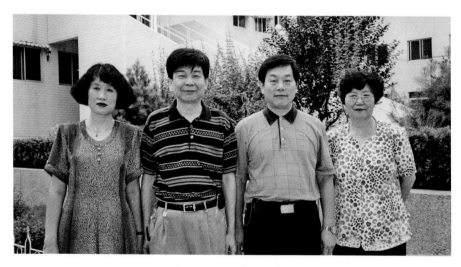

1999 年医院领导班子合影

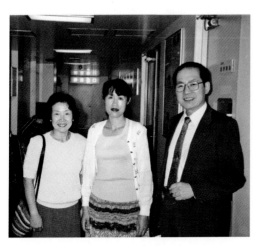

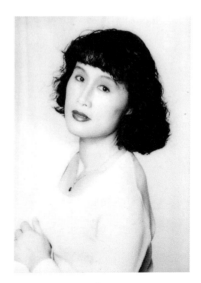

1995 年,与京大导师米仓义晴教授和夫人在一起　　　　　46 岁生日

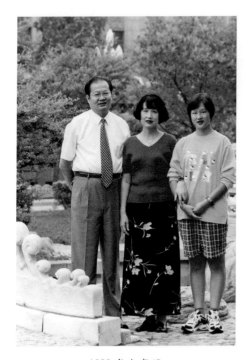

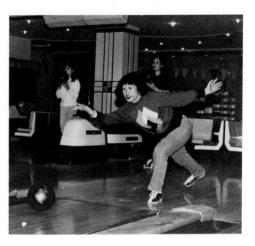

1999 年全家照　　　　　1999 年打保龄球

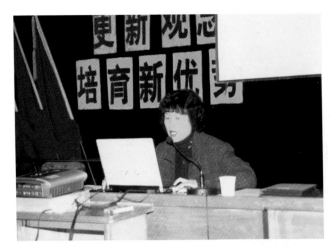

2001 年在全院大会上讲话

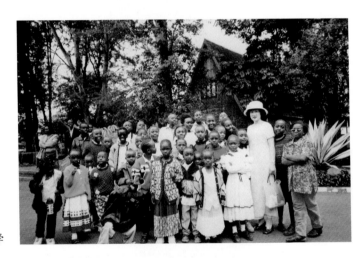

2001 年参观肯尼亚小学

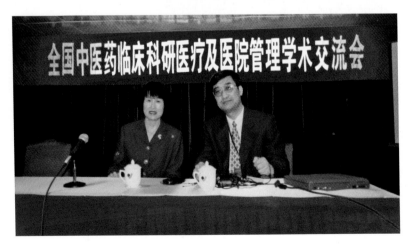

2001 年北京
主持会议

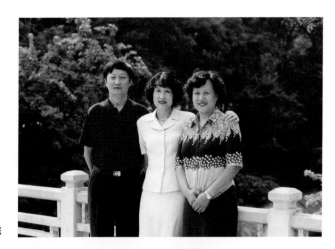

2002 年医院领导班子合影

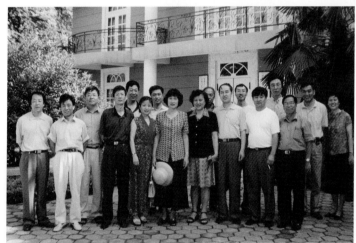

2002 年中层干部照 1

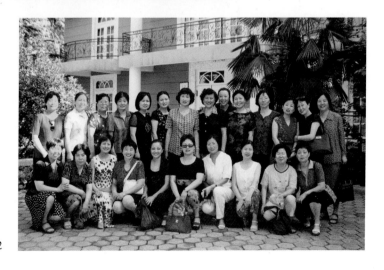

2002 年中层干部照 2

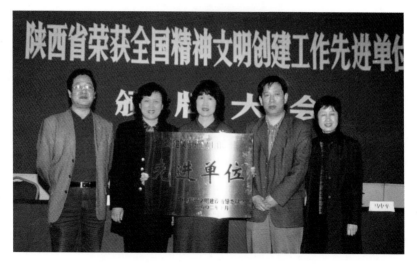

2002 年表彰会

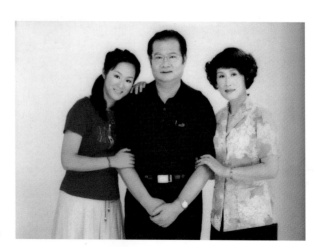

2003 年全家福

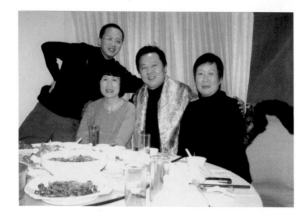

2003 年和学生在一起

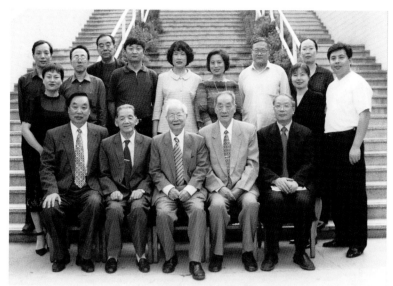

2003 年全国名老
中医经验传承学
习班成员合影

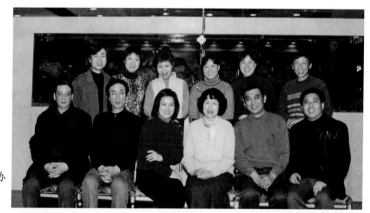

2004 年与院办
同志们合影

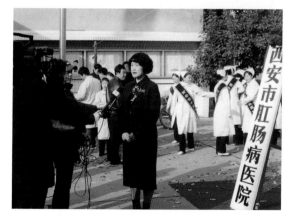

2004 年肛肠医院成立之际接受记者采访

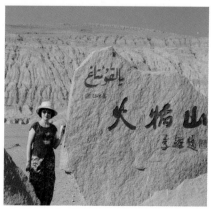

2004 年在新疆火焰山

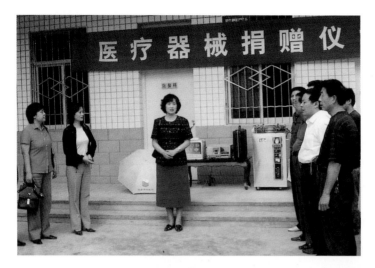

2004 年为基层
捐赠医疗器械

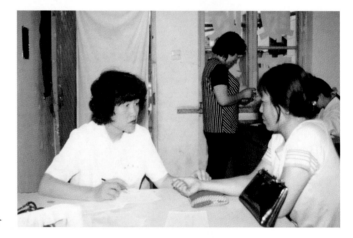

2004 年到基层义诊

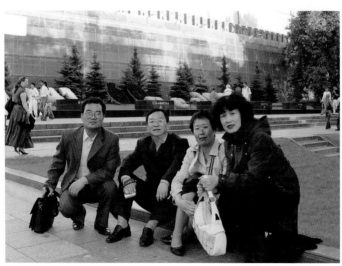

2005 年在莫斯科红场

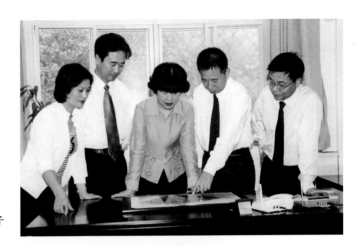

2005 年院领导班子

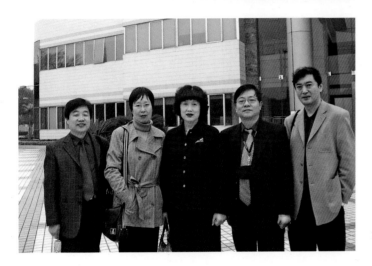

2005 年到广东省
中医医院考察

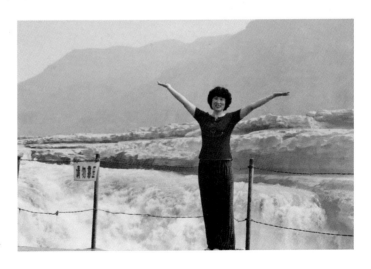

2005 年在壶口

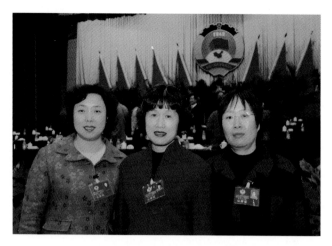

2005 年参加西安市政协会议

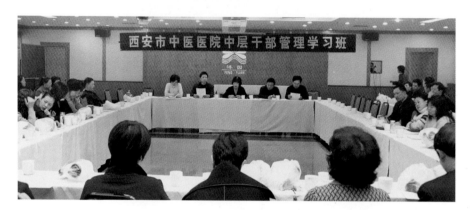

2006 年中层干部学习班

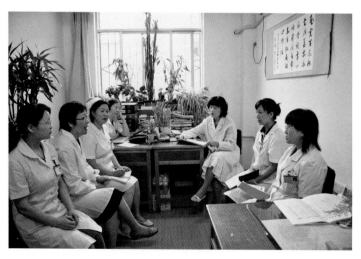

2007 年检查工作

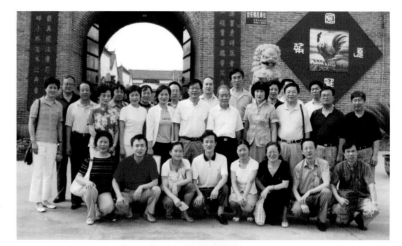

2006 年院中
层干部会

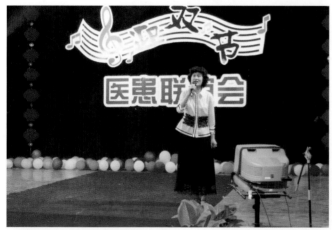

2006 年主持医患联谊会

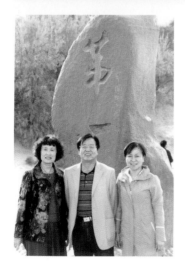

2006 年与陕西省中医药管理局
局长苏荣彪在敦煌

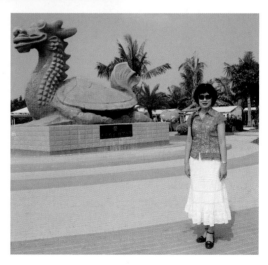

2006 年在博鳌论坛

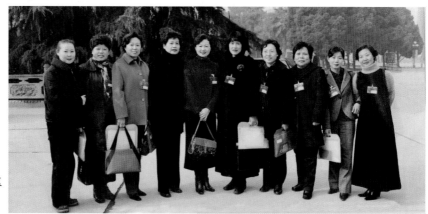

2006 年,碑林区
人大代表合影

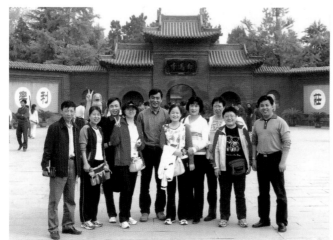

2006 年,和同事们休假游玩

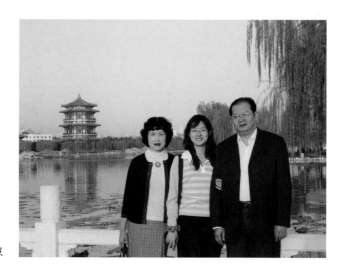

2006 年全家照

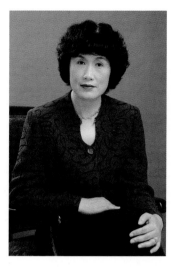

2006 年生活照

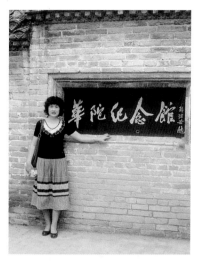

2007 年考察亳州药市

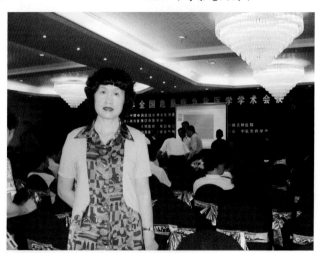

2006 年参加学术会议

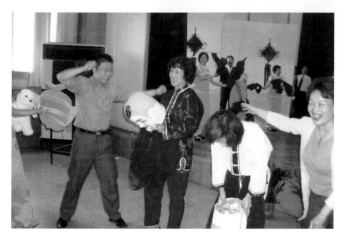

2007 年春节联欢

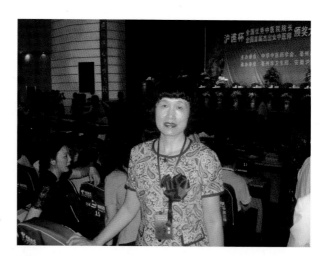

2007 年参加优秀中医
医院院长表彰大会

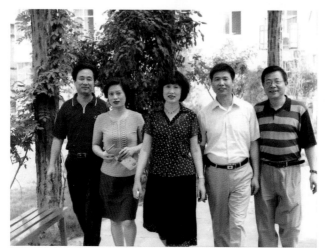

2007 年医院领导班子

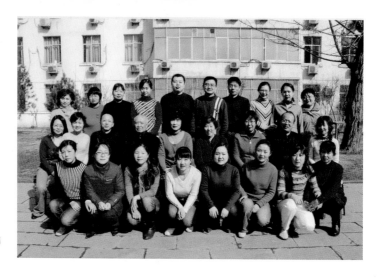

2007 年与神内
医护人员合影

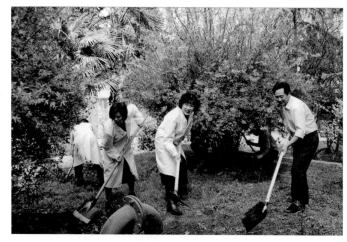

2007 年市中医院院内

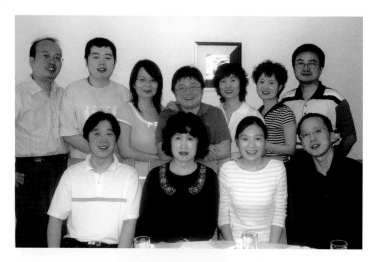

2007 年和学生在一起

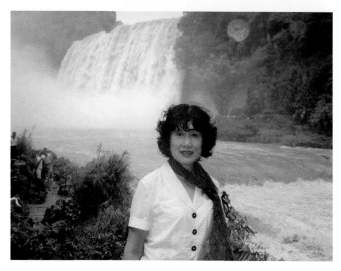

2007 年游黄果树瀑布

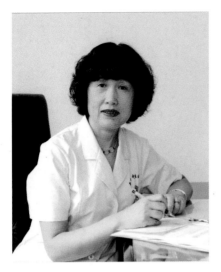
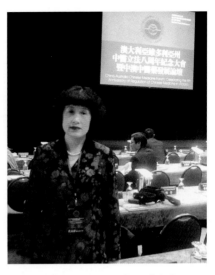

2007 年办公照　　　　　　　　　　2008 年赴澳大利亚参加学术会议

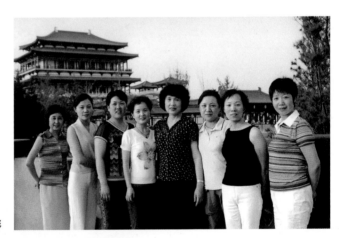

2007 年与院中层干部合影

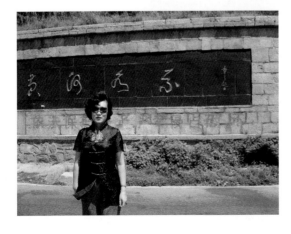

2007 年于秦岭之巅

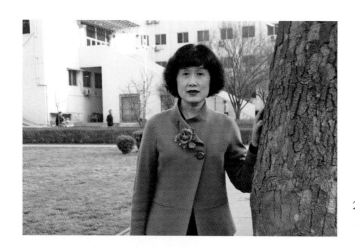

2008 年在西安市
中医医院旧址

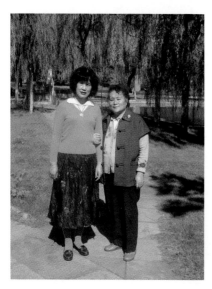

2007 年与母亲在一起

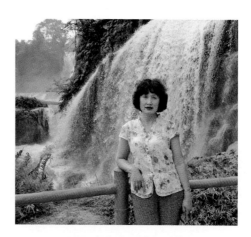

2007 年在广西德天瀑布

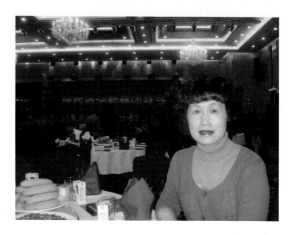

2008 年参加陕西省新春团拜会

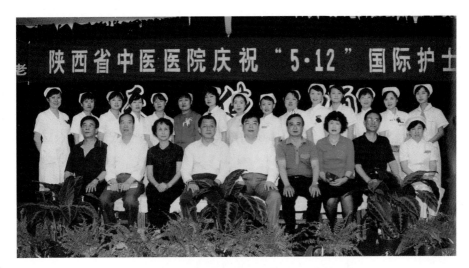

2009 年过护士节

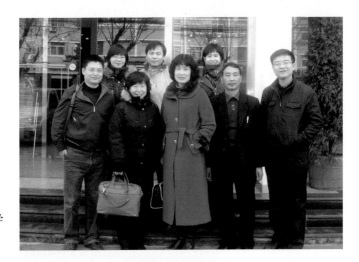

2008 年到北京大学
第一医院考察

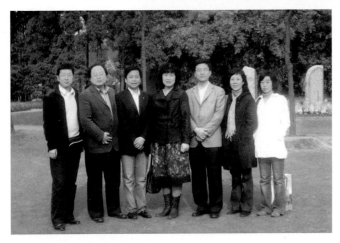

2009 年在上海第六
人民医院考察

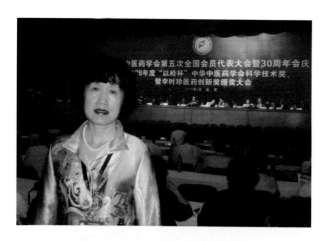

2009 年参加中华中医
药学会 30 周年会庆

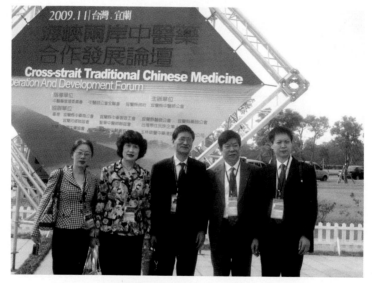

2009 年出席台湾中医论坛

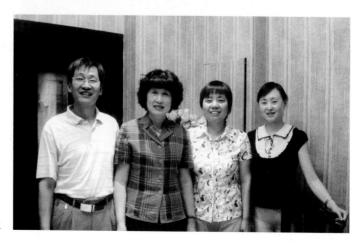

2009 年和在京同事相聚

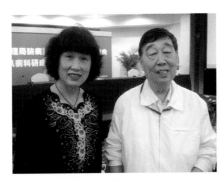
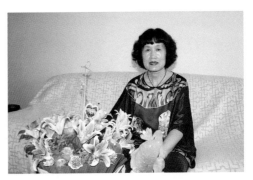

2010 年与王永炎院士合影   2011 年 60 岁生日

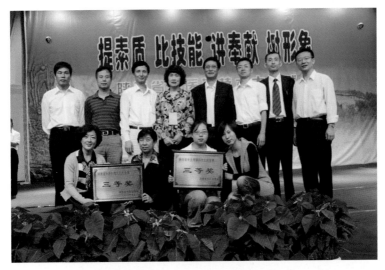

2010 年率队参加省中医药大比武

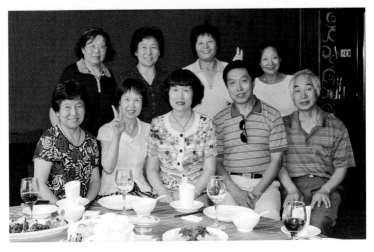

2011 年和发小一起庆生

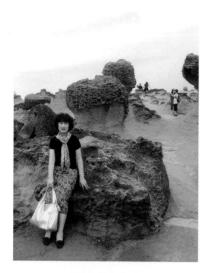

2009 年在台湾

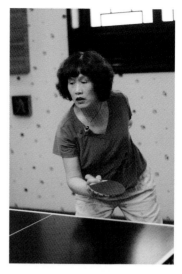

2010 年打乒乓球

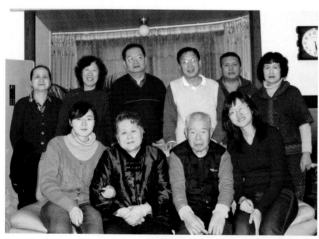

2010 年和母亲在西安过春节

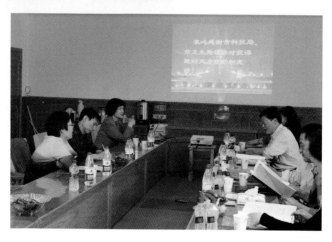

2011 年课题验收

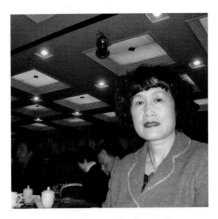

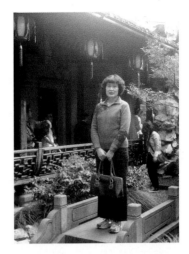

2011 年新春陕西省院士专家茶话会　　　　　　2011 年在杭州胡雪岩故居

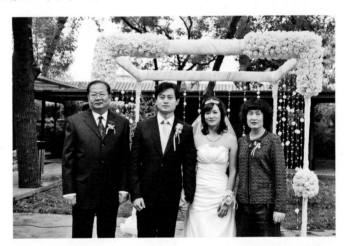

2011 年女儿结婚

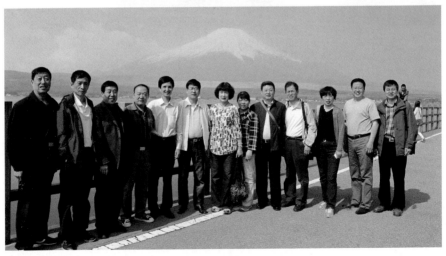

2012 年率队赴日本考察

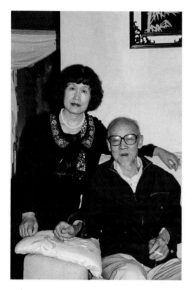

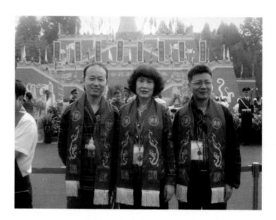

2012 年与导师付贞亮教授合影　　　　　2012 年与研究生参加铜川药王节

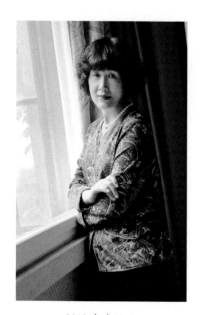

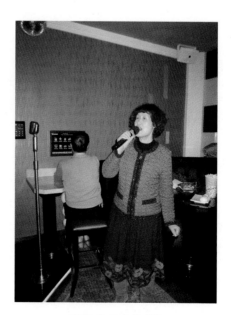

2012 年生活照　　　　　　　　2013 年唱卡拉 OK

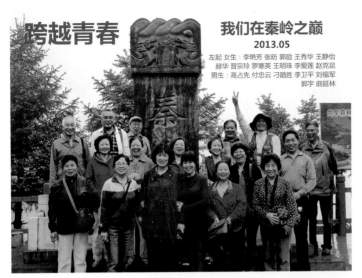

跨越青春　　我们在秦岭之巅
2013.05

左起 女生：李艳芳 张昉 郭励 王秀华 王静怡
赫华 晋宗玲 罗寒英 王明珠 李爱莲 赵克昆
男生：高占先 付忠云 刁廼胜 李卫平 刘福军
郭宇 曲延林

2013 年发小重聚

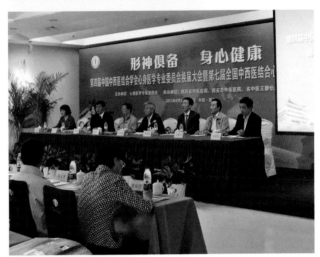

2013 年承办全国
心身医学会

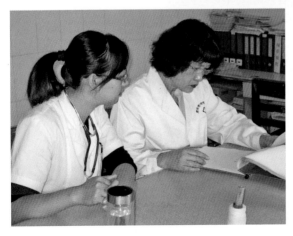

2013 年在商洛市中医医院参与会诊

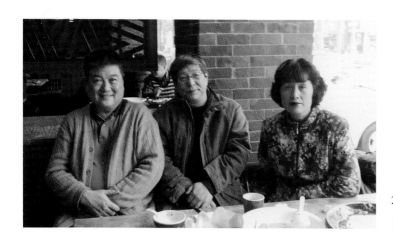

2014 年研究生
同学相聚

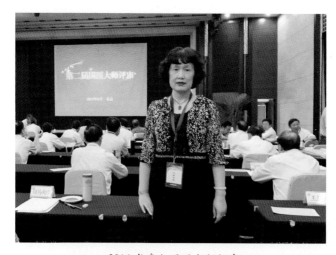

2014 年参加国医大师评审

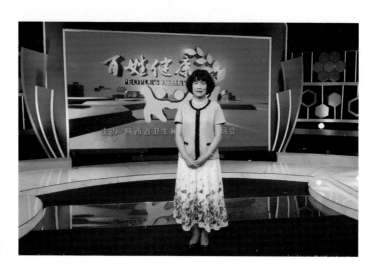

2015 年录制《百姓健康》节目

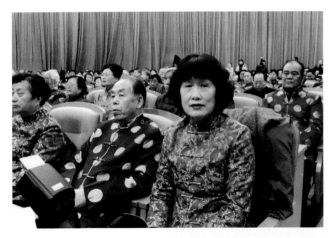

2014 年在陕西省名中医传承大会上

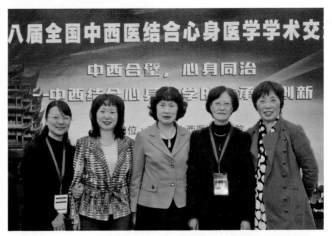

2015 年参加武汉会议

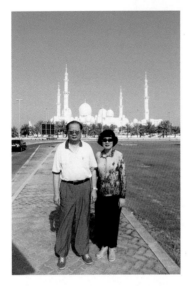

2014 年在阿布扎比大清真寺

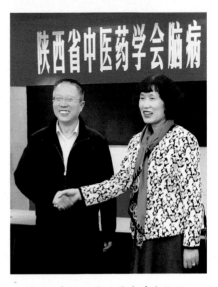

2015 年陕西省脑病专委会换届

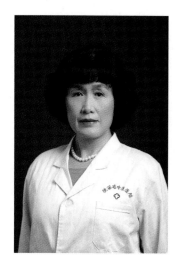

2015 年 3 月

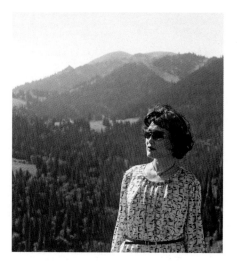

2015 年在新疆那拉提草原

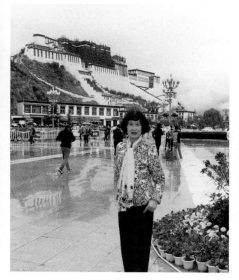

2016 年在西藏布达拉宫

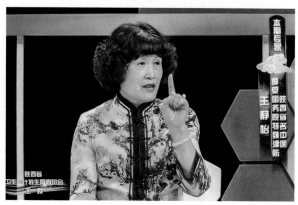

2017 年电视讲座

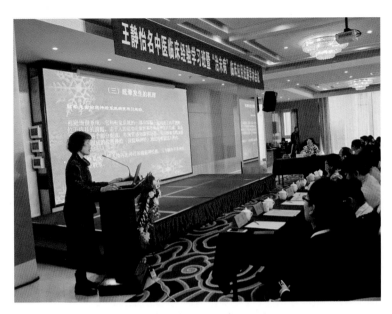

2016 年在名中医传承学习班讲课

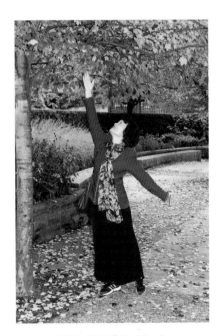

2016 年温哥华的红叶

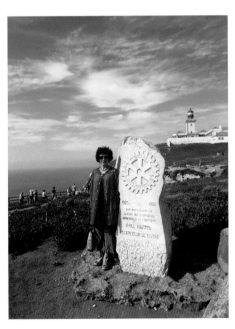

2018 年于葡萄牙罗卡角

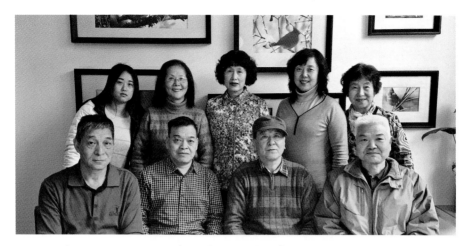

2016 年，与宗圣国医堂同事们合影

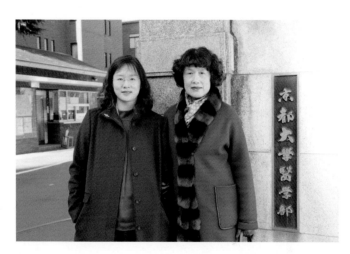

2017 年重返日本京
都大学医学部

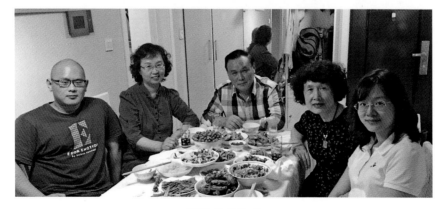

2018 年在北京

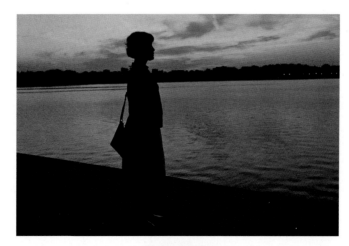

2017 年在美国华盛顿

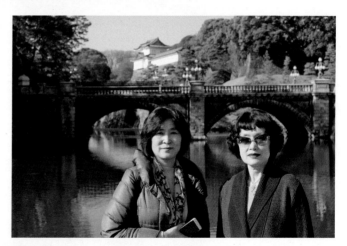

2017 年在东京

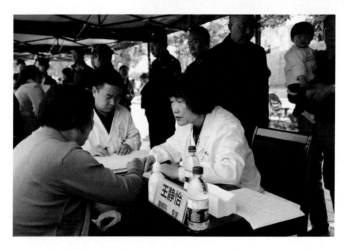

2018 年到宁强县义诊

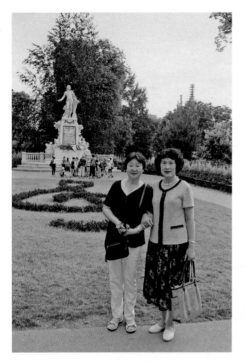

2018 年在维也纳

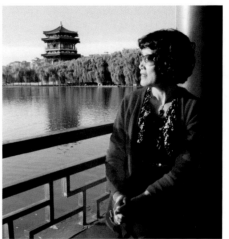

2018 年在大唐芙蓉园

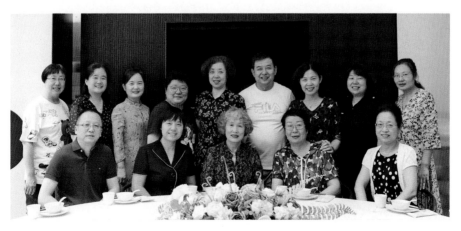

2021 年和朋友欢聚庆生

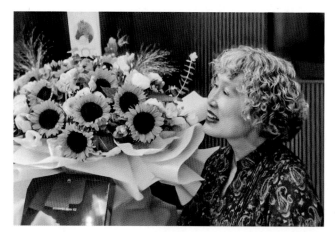

70 岁生日

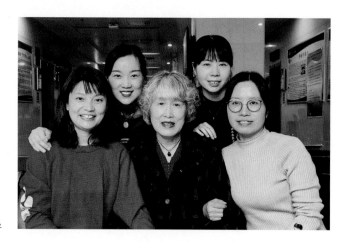

2021 年和学生们在一起

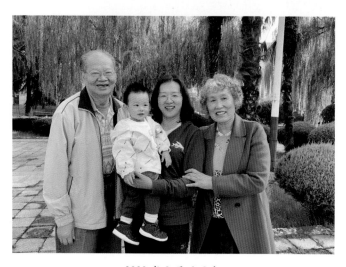

2022 年 9 月于西安